陈广源 著

混沌与觉悟

——中医入门零到玖

全国百佳图书出版单位

中国中医药出版社

·北 京·

图书在版编目（CIP）数据

混沌与觉悟：中医入门零到玖 / 陈广源著 . —北京：中国中
医药出版社，2021.6（2022.6 重印）

ISBN 978 - 7 - 5132 - 6659 - 8

Ⅰ . ①混…　Ⅱ . ①陈…　Ⅲ . ①中医学—基本知识
Ⅳ . ① R2

中国版本图书馆 CIP 数据核字（2021）第 006660 号

中国中医药出版社出版

北京经济技术开发区科创十三街 31 号院二区 8 号楼
邮政编码　100176
传真　010-64405721
山东润声印务有限公司印刷
各地新华书店经销

开本 710×1000　1/16　印张 15.75　字数 216 千字
2021 年 6 月第 1 版　2022 年 6 月第 3 次印刷
书号　ISBN 978 - 7 - 5132 - 6659 - 8

定价　68.00 元
网址　www.cptcm.com

服 务 热 线　010-64405510
购 书 热 线　010-89535836
维 权 打 假　010-64405753

微信服务号　zgzyycbs
微商城网址　https://kdt.im/LIdUGr
官 方 微 博　http://e.weibo.com/cptcm
天猫旗舰店网址　https://zgzyycbs.tmall.com

作者简介

中医陈广源，祖籍江苏扬州，出生于贵州贵阳，启蒙求学于贵州贵阳和四川成都，定居、服务、成长于广东深圳，九三学社社员，政协深圳市第三届、第四届委员会常委。

20世纪60年代，陈氏在贵州边远山区做中医学徒、赤脚医生，与中医结缘。1978年，托中共中央颁发〔1978〕56号文件之福，陈广源有幸以草根之身进入贵阳医学院与贵州省卫生厅联合举办的贵州中医高级进修班学习，学制为3年。之后又先后就读于贵阳中医学院和成都中医学院，并分别于1985年、1990年获医学硕士和医学博士学位。

1990年起定居深圳，先后在深圳市老年医学研究所、深圳市卫生局、宝安区人民政府工作。2010年退休后，又先后受聘为深圳市中医药学会名誉会长、深圳市中医药发展专家咨询委员会委员、深圳市宝安中医药发展基金会理事长。

2020年，深圳特区建立40周年，陈广源获"深圳市突出贡献荣誉中医"称号。

陈氏数十年来一直醉心于中医文化、中医基础理论和中医临床之学习和研究，曾师从凌一揆、袁家玑、许玉鸣、石恩权、刘卓佑、贺志光等大师级名中医，也曾接受过董建华、方药中、任应秋、邓铁涛、赵绍琴、颜正华、路志正、王永炎、孟澍江、万友生、黄星垣、欧阳琦、张学文、王世民、孙光荣、刘尚义等国医大师的具体指导。陈氏还拜过多位苗族、侗族等少数民族医生和其他民间医生为师学习医术。

陈氏在中医男科和中医妇科方面积累了一些经验，是国家级准字号中成药"前列舒乐"的发明者，在不孕不育的治疗上，陈氏倡导男女同调，并认为"肝郁肾虚、气滞血瘀"为其主要病机，以此指导临床，疗效显著。同时，陈氏也是许玉鸣先生中医中药治疗血液病理论和实践的继承者。

数十年来，陈氏一直遵循凌一揆先生的教诲，继承先生的遗志，从事中药传统汤剂之改革工作，是这方面工作的先驱者。

陈氏重视交叉学科之学习和研究，认为这是中医药现代化的一条必由之路。其博士期间研究课题"论复脉系列诸方——从微量元素及其相关现代研究的角度对其机制之探讨"就是主要在中医药学专家凌一揆、张之文、徐治国诸先生，联合中医药微量元素研究专家朱梅年先生共同指导下完成的。

自序

学中医、干中医，50多年了。靠中医安身立命，靠中医养家糊口；靠中医学习领悟为医、为人，甚至为官之道。中医不仅是我物质生活的来源，也是我精神生活的支柱。

50多年来，我以不同的角色，从不同的角度，历经了中医药发展的艰难曲折。我的人生是和中医药事业、中医药工作融合在一起的，可以说是：喜亦中医、忧亦中医，苦亦中医、乐亦中医。

我也深深体会到，中医药的喜与忧、苦与乐，总是和国运的兴衰、民族的命运紧紧联系在一起的。

写一本书，回顾自己学中医、干中医的历程，梳理一下自己的人生之路，也为热爱中医、学习中医的比我年轻的同志提供一点学习的参考资料，就成了一种很自然的想法。

这是一种热爱、一种追求，更是一种责任和自信。

热爱、追求，是一种动力和导向，是自然的；责任和自信，更是一种自觉和担当，也是义不容辞的。

但是，一旦提起笔，问题就来了，问一问自己：有没有把热爱和追求变成现实的能力呢？有没有信心担起这份责任呢？太难了。几经犹豫不敢动笔，动了笔又几番踌躇，几次想停笔搁置，不了了之。反正也没有人下任务，非写不可。

写本书就有这么难吗？到底难在哪里呢？我想，难，除了有许许多多的客观上的原因，可能主要是难在主观上，定位似乎太高了一点，自己也难免太自命清高了一点：不想抄抄摘摘，不想编来汇去，不想人云亦云，想写一本自己的书。

想归想，但实际上自己又没有这个能力去完成，恰恰应了自己也常说的"眼高手低""志大才疏"这样的贬斥之辞。想起来，也甚觉惭愧。

2020 年春天，突兀而来的新冠疫情，在以习近平同志为核心的党中央领导下的伟大的中国人民的抗疫斗争，更激发了我对中医的热爱和追求，也坚定了我的担当和信心。至于能力，我倒相信，是可以在实践中来提高的，可以在洪流中来锤炼的。在伟大抗疫的千千万万的逆行者中，有我的老师、我的同事和朋友，他们不计名利，不顾安危，舍生忘死，天天都在教育和感动着我，而且他们也在中医的实践和理论上为我不断地提供新的佐证和素材。我还有什么理由再犹豫、再踌躇、再停滞，甚至再后退呢？

书稿基本完成了，要写序。按照常规，应该请位学界泰斗，还要请一位有实力、有地位的领导来写序，不仅是请他们指导，更是请他们来为我壮壮胆。

我命苦，我的恩师——博士生导师凌一揆先生，硕士生导师许玉鸣、石恩权先生，都早早地抛下我，离我而去，我早早地就成了"孤儿"。当然，还有一些老师健在，但是比起我的如师如父的恩师，对我的了解还是隔了一层，在中医的传承关系上，在"血缘"上也隔了一层，不好意思开口。

今天是清明节，我写这段话时还真是有些伤感。我怀着一颗感恩和愧疚之心，缅怀我的恩师。我同样怀着一颗感恩和愧疚之心，缅怀一切先我而去的，在我的人生路上培养我、扶持我、关爱我、理解我、宽容我，在我身上倾注心血的师长、前辈、同志和亲友。如同年年都来的清明节一样，雨也好，阴也好，晴也好，你们都在我心中。

至于领导，按照现行的规定，他们是不能随便为人题词或写序的，自然也不好意思开口。不想给人添麻烦，也不想让自己尴尬。

于是，就剩下了一条路——自己动手。这也好，且不说"自己可能最了解自己"，同时，也来个彻底的"文责自负"。

为什么要把书名取为《混沌与觉悟——中医入门零到玖》呢？

请注意，不是"从混沌到觉悟"，而是"混沌与觉悟"。混沌与觉悟是相对的，是可以相互转换的，是"你中有我""我中有你"的。人类对自然的认识、对社会的认识、对自身的认识，本身就是一个在混沌与觉悟之间不断地切换，不断地交叉上升，螺旋式上升和前进的过程，何况对医学的认识、对中医的认识呢？整个人类的认识水平尚且如此，何况对某个个体的认识呢？可以说是更加渺小的，更需要不断认识、不断进步的。所以我没有用"从混沌到觉悟"这样的题目，而是用的"混沌与觉悟"。"到"和"与"，一字之差，迥然不同。

那又为什么把副标题定为"中医入门零到玖"呢？为什么要从"零"开始呢？零章，就是没有之章、无序之章、混沌之章，就是中医入门的开始之章。

无极生太极，太极生两仪，两仪生四象。零到玖，就是从无到有，从小到大。然后，九九归一，又从头开始，学无止境。

不仅是年轻的学子要树立学无止境的思想，就如同我们这样七八十岁的老者，也不能倚老卖老故步自封。从精神层面看，不学习，故步自封，你的生命也就停止了，还谈什么健康长寿？

这次新冠肺炎疫情，这场伟大的抗疫斗争，给了我们一次难得的再学习、再教育的机会。我们要在再学习和再教育中增强自信，也要在再学习和再教育中深入反思、找准定位，找出不足，找出差距，不断探索，不断进步。对于我们整个中医界来说是如此，对于我们每一个中医工作者来说更是如此。这也是我写这本书的初衷。

还要说明的是，这本书成书之前，已经以公益讲座的形式，在深圳特区报业集团旗下的《宝安日报》上发表了40多讲，前后约1年的时间。在这1年的时间里，得到了广大读者的高度关注和热情支持，得到了各级领导和各方面专家的有力而具体的指导，作者感恩在心。

《宝安日报》的编审老师们所表现出的高度敬业精神和他们的政治

判断力、政治领悟力、政治执行力，让我由衷地钦佩。

　　我的年轻同事徐锦梅同志，担任了全书的文字录入、编排工作。她还以读者的身份，从读者的角度率直地向我提出许多建议和批评，这对我是十分重要的。在此过程中，她还事无巨细地为我处理了许多由此而产生的事务性工作，让我能集中精力写作。在此，我也表示真诚的谢意。

　　中国中医药出版社徐珊编辑和幕后的编审老师们提出了许多非常专业、非常有见地的指导性意见，对我来说更是十分重要，我也借此表示由衷的感谢。

陈广源

辛丑清明·深圳宝安

目录

论"有"说"无"谈中医

葆肾固元，生命之树长青

顾脾护胃，源头活水滚滚来

养肝护肝，不让"人体枢纽"失控

扶正祛邪，养好娇嫩之脏

伍

修心、养心，护卫"人体司令部"

陆

谈"气"说"血"论阴阳

中医学中的医道与天道、地道、人道

顶天立地的中医人

仰望星空，无尽遐想

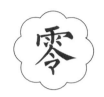

论"有"说"无"
谈中医

这个零章，我同样很想给它起个名目。但我们的先贤老子说："名可名，非常名。"他说的就是给宇宙万物起个"名"并不是一件容易的事；当宇宙万物、一个具体的事物有了一个确定的"名"之后，反而就会失去原有的内涵。但是，毕竟为了叙述方便（注意，不是为了学习方便），还得有个"名"，这就是说，一开始，这个"名"就是无可奈何之举。大家不能因为这个名，而被它框住，而是要悟出其中无限的深意。那么，到底要起什么名呢？姑且把它叫作"论'有'说'无'谈中医"吧。

第一节 | 新冠肺炎抗疫之战，中医从"无"到"有"，让事实说话

一、抗疫专家队伍中中医专家的从"无"到"有"

这次抗击新冠肺炎疫情，我们中医队伍接受了一次洗礼，经受了一次考验，我们学习了许多，也反省了许多。同时也更加坚定了我们的信心。现在，我们来回顾一下，我们已经走过的战斗历程。

2019年12月31日，也就是疫情扩散肆虐的阶段，当时组建的抗疫专家组，由5人组成，其中没有中医专家。直到2020年2月8日，专家组改组，由5人变成60人，其中才有3名中医专家，他们是张伯礼、黄璐琦、刘清泉，占3/60（1/20），但毕竟还是从无到有了。

二、驰援湖北武汉的中医医疗队的从"无"到"有"

从元月24日起，全国各地均组建了驰援武汉的医疗队，到2020年3月13日，总数已超过四万之众。但一开始，医疗队伍里面并没有有组织、整建制的中医队伍。1月25日，国家中医药管理局依托中国中医科学院，组建了第一支20人的中医医疗队进驻金银潭医院，27日正式开始工作。27日又组建了第二支中医医疗队，是由北京中医药大学东直门医院、广州中医药大学第一附属医院和第二附属医院，以及广东省第二

中医院组成的，这支队伍也是抗击"非典"时期的功勋队伍。之后，由国家中医药管理局"点将"，25 名深圳中医药干将组成援汉中医队，队长是一名女士，她叫刘禹翔，也是一位经历过"非典"的战将，而且还在此次抗疫早期，就在深圳一线积累了宝贵的经验。值得宝安人民骄傲的是，宝安的年轻中医谢嘉嘉也在这支队伍中。这支队伍与广东省中医院的 35 名队员一起，组成第四批国家中医队，进驻雷神山医院。当然，截止到 2020 年 3 月 13 日，整个驰援湖北武汉的中医队伍的总人数已经超过 4000 人。

有一点必须引起大家的重视，早在抗击"非典"时，中医已经表现出特殊优势，不仅治了病，也保证了一个健康完整的人，中医叫"治病全人"。通过中医治疗的患者几乎没有严重后遗症。如今出现更大疫情的时候，中医的智慧仍然大放光芒，中医队伍也在抗疫的实践中从"无"到"有"、从"小"到"大"。

三、中医对新冠肺炎认识的"无"和"有"

疫情一开始，中医就认为：这是一种瘟疫。张伯礼院士通过 2 月 24 日央视答白岩松问的平台说："我国在 3000 年的历史上，大大小小的瘟疫有 500 多次，有清楚记载的大规模瘟疫就有 300 多次，这不过是其中的一次罢了。"

张伯礼院士用的是"罢了"这个词语。在此之前，仝小林、刘清泉、王永炎、熊继柏等专家也先后发表了意见。我本人也在 1 月 21 日、29 日先后发表了意见。我们的祖先在与瘟疫和急性热病做斗争的过程中积累了丰富的经验，《伤寒论》《瘟疫论》《温病条辨》《湿热病篇》等都是留给我们后代的宝贵财富。

抗疫初期，许多人一直在等一种"美国神药"，这就是他们认为的特效药"瑞德西韦"。他们说"瑞德西韦可能有效，磷酸氯喹也可能有效"。瑞德西韦作为一种特效药，美国正在进行三期临床试验，"很快将进入中国"。

中医认为：来不及了。"非典"过去了 17 年，至今我们没有等到特效药，我们只能面对现实，抓紧时间治病救人。

于是，中医埋头工作，用祖先留给我们的智慧和理论守正创新，用中药汤剂、针灸、八段锦、太极拳等来对付来势汹汹的新型冠状病毒。

事实证明，我们发挥了应有的作用。中医和中医队伍，在抗疫斗争中，绝不是可有可无的。

四、中医治疗效果的"无"和"有"

根据初步统计，抗疫初期，全国单纯用中医中药治疗或者中西医结合治疗的病例，有效率都在 80% 甚至 90% 以上。

张伯礼院士披露了一组具体数据：中医组接诊 34 人，其中普通型 27 人，重型 6 人，危重型 1 人；西医组接诊 18 人，其中普通型 13 人，重型 4 人，危重型 1 人。

两组的治疗结果：第一是体温复常时间，中医组是 2.64±1.31 天，西医组是 4.38±1.90 天。第二是平均住院天数，中医组是 7.38±2.06 天，西医组是 9.59±3.59 天。其他伴随症状的消失率，中医组是 29 例，占 90.6%；西医组是 7 例，占 63.3%。CT 影像好转率，中医组是 88.22%，西医组是 68.8%。临床治愈率，中医组是 32 人，占 91.4%；西医组是 11 人，占 61.1%。普通型转为重型及危重型的发病率，中医组是 5.9%，西医组是 35.3%。死亡率，中医组是 3 例，占 8.8%；西医组是 7 例，占 38%。至于治疗费用和后遗症，此处就不再做对比了。

3 月 13 日，张伯礼在中医江夏方舱医院的总结中说，医院收治的 564 例患者零转重、零复阳，医护人员零感染。武汉的另一家非中医方舱医院收治 330 例患者，其中 32 例患者转成重症，转重比例约为 10%。

同样是在 3 月 13 日，仝小林院士向澎湃新闻介绍，10 个省份 1261

例新冠肺炎患者服用"清肺排毒汤"后，1102 例得以治愈、29 例症状消失、71 例症状改善。其中，40 例重症患者服用后，已有 28 例出院；12 例在院治疗，10 例症状好转，"由重转轻"。

事实证明，中医的疗效是"有"呢，还是"无"呢？这是明摆着的。

低调的中医人加上低调的深圳人，从来都是做了再说，甚至是做了也不说。但我要说，此次抗疫深圳人是值得骄傲的。

1 月 24 日，也就是大年三十，深圳市卫生健康委就组织了 12 位经验丰富的中医专家，其中有许多专家是参加过抗击"非典"的有功之臣，进驻定点医院——深圳市第三人民医院。这个专家组还有一个顾问组，聘请了国医大师晁恩祥和中国科学院院士仝小林，另外还有深圳的三位老中医，共五人组成。其中有"非典"时期立过战功的中医女将高雪和著名的中医热病专家姚梅龄。本人也有幸参与了顾问组的工作。高雪和姚梅龄均为省级名中医，而且都有着深厚的家学渊源。高雪之父，为黑龙江中医药大学创始人、著名中医专家高仲山先生。姚梅龄之父，是江西中医药大学终身教授、原院长，著名中医专家姚荷生先生。高仲山、姚荷生都是最受我们崇敬的中医前辈。这个专家组的中医参与率达到了95.6%。上面我们说到的赴雷神山中医医疗队队长刘禹翔就是这个专家组的成员。值得一提的是，宝安的年轻中医林国彬也是该专家组中的一员。刘禹翔所在的赴雷神山中医医疗队 2 月 20 日开始收治患者，当时有 11 名患者病情较重，很多都是六七十岁的老人，其中 3 人发高烧，经过 10 天的治疗，已经有 8 人出院。

面对中医中药的显著疗效，中医专家们又是一种什么样的态度呢？中医是在争着做事，做对抗疫有利之事。而且用实践证明中医的疗效，"非典"时期如此，新冠肺炎抗疫时期更是如此。我们不是在争自己的高下，正如张伯礼院士所说："对于网上的中西之争，我不关注……这种争论的背后，有的是无知，有的是利益集团在操纵。"

从"无"到"有"，我们要去争取。有了以后，我们又要从"有"

到"无"。我们的态度是各美其美，美人之美，美美与共。我们的祖先说过，"天之道，利而不害""圣人之道，为而不争"。这，就是我们的中医！

第二节 一开始学中医，就要树立"有"与"无"的观念

我们先承接上节，来引入现在的话题。世卫组织总干事高级顾问布鲁斯·艾尔沃德，作为联合考察组的外方组长，在中国考察九天后，有感而发，他说："中国的方法是我们目前唯一知道的、被事实证明成功的有效方法。"当然，这个方法是多方面的，我们现在只集中谈医疗方面。他又说："既然没有药、没有疫苗，那就有什么用什么，根据需要去调整、去适应、去拯救生命。""没有药"，一个一个生命又被拯救回来了，中医中药在其中起到了应有的作用。艾尔沃德甚至还说："如果我被感染了，我就要到中国来治疗。"这位外国专家已经开始领悟到了中医中药的"有"和"无"。

其实，不仅是布鲁斯·艾尔沃德，这次新冠肺炎疫情，使得从决策层面到普通群众，从专业人士到行外人士，从西医专家到中医专家本身，从国内到国外，都对中医有了一次重新认识的机会。认识的深浅可能不一，但有一点应该是共同的：中医有疗效。于是，从好奇到开始想了解学习中医，以及一些学了一点中医又半途而废的人，都又重新燃起了学习的热情。

与此同时，许多人又都会有一种共同的感觉：中医有效，但学起来很难，难以捉摸，甚至有些莫名其妙。中医既让我们"恋恋不舍"又让我们"无可奈何"。恋恋不舍的是疗效，无可奈何的是理论和方法，太"玄"，太难理解，更难掌握。

我说，你这种感受是很客观的，应该说也是正确的。这就是中医的特点。中医从理论到方法，甚至实际操作，就是在"有"与"无"之间游弋，总是在"确有疗效"和"虚无缥缈"之间游弋。如果我们从一开始就能面对中医的这个特点，从开始学习就树立起"有"和"无"的观念，中医也就不那么"玄"了。或者说，你就能驾驭这种"玄"，你就可以轻松地跨进中医的门槛。

我们再以深圳中医专家组组长陈生和赴汉中医医疗队队长刘禹翔的抗疫实践来看看中医的"有"和"无"，看看他们是如何在这看似很"玄"之中，取得实实在在的疗效，从而收获战果的。

首先，他们在中医"肺与大肠相表里"的理论指导下，把"通大便"作为治疗重症甚至危重症的重要手段。陈生在深圳三院治疗一位危重患者。上了呼吸机，再加上中药灌肠，患者一下就排出了1300毫升的大便，马上发烧退了，呼吸顺畅了，神志清醒了，血压、心率也平稳了，而且开始有了食欲。从几乎没有"生"的希望中获得了"生机"。刘禹翔在雷神山医院治疗一位老年患者。该患者十多天没有大便，奄奄一息。用扶正健脾通便的办法，大便一通，头不晕了，想吃东西了，力气也开始有了。

他们还特别强调"扶正"。就是培养患者的正气，提高免疫力。用"益气养阴健脾"的方法扶正，配营养餐，用饮食疗法扶正；其实，呼吸机、输氧等也是扶正，本来就不应该是西医独有的手段。患者有了正气，有了"祛邪"的动力，才不至于"病好了，人没了"。在中医的影响下、在吸取抗"非典"经验教训的基础上，西医在使用抗生素，特别是在使用激素上也慎重多了。

深圳的中医专家们还特别强调，"要让邪有出路"，也就是"穷寇莫追"的思想。或"汗"，或"下"，或"调"，让"邪去人安"。不要动不动就"决一死战"，弄得病邪"狗急跳墙"。这是多么高明的办法啊！这就是中医"治病全人"思想的具体运用。

另外，他们还强调"五脏同调""脏腑同治"，并不只是肺病治肺。

上面所说的通便就是"肺与大肠相表里"理论的具体运用。另外，他们在针灸疗法上也体现了这种整体思想。刘禹翔给患者扎针，常用太溪穴配肺俞穴，随症灵活掌握。太溪是肾经的原穴，肺俞是太阳膀胱经的穴位。两穴合用，所体现的是"肺肾同治"、以治肾为主的指导思想。在针刺手法上，或"泄"或"补"，或"针"或"灸"，或"针""灸"并用，用得非常灵活。

他们还把耳穴疗法、香薰疗法、八段锦、太极拳等辅助疗法都用了上去。他们还特别重视心理疏导，充分体现了中医的特色。

畅销书《思考中医》的作者，著名中医专家刘力红教授以花甲之年深入武汉抗疫一线，也把中医"脏病腑除"和《伤寒论》中"合病"和"两感"的理论用得出神入化，高人一筹。广东中医医疗队的邹旭教授，在抢救一个大汗不止、几近亡阳的患儿时，"在下肢上面扎了两针"，显出奇效，患儿转危为安。显然，"下肢"不在肺经上，而是肾、脾、肝的经脉。这是很高明的。

以上这些都充分体现了中医理论的"有"和"无"，以及这种理论在临床实践中的巧妙运用。

中医作为一门传承千年的医疗技术，有理论、有实践，更有疗效，这些都是实实在在的"有"。然而中医并不是一门孤立的医疗技术，中医重视的是整体性、横向性、多维性、多质性、动态性的研究。倘若人所处的自然环境和社会环境是一个大宇宙，那么人本身的灵、心、身便是一个小宇宙。中医所关注的不仅仅是人的肉体之身，更多关注的是人的灵、心、身的有机结合体。而且，关心人这个"小宇宙"，和自然、社会"大宇宙"之间的相互关系。因此，中医从理论上便具有自然科学和社会科学的双重性质，这也就决定了中医理论和实践，都会兼顾着"有"和"无"，甚至介于"有"和"无"之间，在"有"和"无"之间游弋。能够理解和掌控这种"有"和"无"的中医，才是一个好中医。

我们再举几个例子。

五运六气源于道家的《易经》。你说它"有"吗？它包括了天文、历法、气象、物候、医学等多学科的学术内容。因此一旦学习起来就会发现玄而又玄，很难掌握。这可以说是"无"。你说它"无"吗？很多专家学者都用五运六气学说来预测天文和地理因素对人类健康的影响，其准确度令人吃惊。

经络学说，很多人说"经络"从解剖学和影像学均看不到，没有研究的必要，是"无"。非也！其实，经络是客观存在的。20世纪70年代，美国总统尼克松访华期间，周恩来总理专门为代表团安排了针刺麻醉的参观，他们看到了中国医生在患者身上扎上几根银针，患者就可以谈笑风生地接受胸外科手术。他们觉得不可思议，但是确实是真实的。如果经络不存在，一个正在接受手术打开胸腔的患者怎么会不感到疼痛呢？怎么还会谈笑自如呢？

本人学习中医就是从针灸入手的，做"赤脚医生"给农民治病，小到感冒发烧，大到多种急腹症和许多疑难病症，或者用针灸单独治疗，或者作为辅助治疗，大多取得理想效果。我在跟师学习中，亲眼看到一位经络敏感者，扎针以后就会沿着经络的走向出现一条手指宽度的皮丘带，恰好与宋代针灸铜人上标明的走向完全一致。

辨证论治，是中医运用在临床上的重要手段和思维方式。有《伤寒论》的六经辨证，有温病学的卫气营血辨证和三焦辨证，有治疗杂病的脏腑辨证，等等。这些看似虚无缥缈，但又是从实践中总结提炼出来的实实在在的医理。这不能说它是"无"。但如果说它是"有"，掌握得不好，太死太呆板，也就变成了"无"，失去了内涵，同时也失去了中医的特色。

20世纪70年代末，一位老师传授给我学习中医的八字要诀：前四个字是"灵活圆通"，侧重于"无"，即从"无"上面来学习中医；后四个字是"脚踏实地"，侧重于"有"，即从"有"上面来学习中医。二者结合起来，中医才能学得灵活而又实在。看看大家如何领会。

中医的内容和理论博大精深，展开来讲时间不允许，我个人的能力也不允许。中医发源于中国传统文化，并在传统文化的土壤中成长前进，受着中国古典哲学思想的指导。因此，无论是中医思想理论、学术体系，还是临床实践，均具有很多哲学的特点。这也就是中医似"有"却"无"的原因所在。

第三节 | 坚定文化自信，入门就把脚跟站稳

本节我想一开始就用 24 个字来提醒大家，其中涉及几个中国古代寓言和历史故事。学习中医，一开始就要坚定文化自信，一入门就要把脚跟站稳，不要在文化背景和认知方法上陷入误区。

盲人摸象　我们要的是整体。这个整体，哪怕是模糊的；在我们没有足够的能力之前，不要过分地追求局部，不要去追求那自以为是的精确的局部。我们宁可要"模糊的正确"，也不要"精确的错误"。

非白即黑　其实没有绝对的白和黑，只是认识的角度不同、节点不同而已。白是反光，黑是颜色本身。中间还有赤橙黄绿青蓝紫七种颜色，这是他们之间的过渡。如果把赤橙黄绿青蓝紫七种颜色混在一起调和，颜色就变黑了。这从哲学上和认知方法上，应该给我们一种什么样的思考呢？

刻舟求剑　人类的认识、真理，是在不断地发展变化中的，而不是一成不变的。追求固定的模式，并用于指导我们的实践，显然是非常愚蠢的，害人不浅。

纸上谈兵　仅靠读书是出不了军事家的，实践才能出真知。正如歌德所说："理论总是灰色的，而生命之树常青。"我们用刻板的理论，来指导生动的实践，怎么能不失败呢？战国时期的赵括，三国时期的马谡是历史的教训。在我们的面前，这种教训，随时随地都在出现。

邻人偷斧　"预设场域"的科研是自欺欺人，所谓"随机抽样"更是一个骗人的统计学概念，进入大数据时代的今天，更显现出这种小数据

12　混沌与觉悟——中医入门零到玖

思维认知方式的愚蠢。

孟获喊冤 三国演义中诸葛亮七擒孟获的故事是大家所熟知的。每一次，诸葛亮擒获孟获之后，孟获都会大喊其冤："你不讲信用，怎么不用上次抓我的方式来抓我，又变了花样？"这看似一个笑话，实际上体现了一个认知的误区。人类真正的智慧，是不能重复的。

我想用这 24 个字提纲挈领地提醒一下大家：医学，绝不仅仅是一种单纯的应用技术，而是一种科学，更是一种文化。

我们现在来具体谈一谈在学习中医的过程中如何理解传统文化和中国古典哲学的指导性意义。

我们先来看看哲学本身的特点。众所周知，许多学科都有自己独立的语言。数学有数字和方程式；化学有元素符号和元素周期表；物理学有自己的定理和公式；音乐有五线谱和音符，有旋律和节奏；美术有线条、色彩和空间，如此等等。所以，这些学科用自己的语言来描写和阐述，是容易为人接受的。而恰恰哲学没有特定的语言，是用普通的语言来阐述和表达特殊的学科。因此，它总是似清楚非清楚。说是"似清楚非清楚"，实际上是我们自己的感受而已，其实，它的表述是清楚的；只不过它是用一种特有的方式在"有"和"无"之间进行表述而已。如同印象派的画作，并不比古典派的画作表现力差，近看好似"莫名其妙"，远看却更加真实，不仅形似，而且神似。中医同样如此，好像缥缈不定，其实更加实实在在。这就是"有"和"无"的辩证统一。我们从一开始学中医就要树立"有"和"无"的观念，并逐步掌握把控"有"和"无"的技巧；进而，我们还要了解和熟悉这个"有"和"无"的文化背景和哲学基础。

中华文明源远流长，中国传统文化的典籍浩如瀚海，我们这里只能执简驭繁，以"3+2"的形式浅谈传统文化和古典哲学是如何影响和指导中医的。

所谓"3"，就是中国的儒学、佛学和道学；所谓"2"，就是墨家学说和法家学说。

儒学是以孔孟为代表的儒家学说，教我们入世、奉献社会，要为社会做有意义的事情，告诫我们要担得起；它实际上是在规范和指导我们的行为。

佛学是以释迦牟尼为代表的佛学经典和教义，教我们要出世、要普度众生，要以菩萨一样的心肠来对待苍生大众，要把自己放在一边，告诫我们要看得开；它是在不断地激发我们奔腾不息而又长流不断的热情，是动力和情感层面的东西。

道学是以老庄为代表的道家思想，教我们要超世，要空灵脱凡，讲的是"不识庐山真面目，只缘身在此山中"的哲理，告诫我们要站得高，放得下；是要我们用超脱的、空灵的，甚至冷峻的状态来看待人生和天下万物，从而指导我们的行为，操控我们的情感，这是智慧层面的东西。西汉是崇尚黄老哲学的，黄老哲学是道家的思想基础。黄老哲学影响并形成了中医药学朴素的辩证法思想。在《黄帝内经》里面，尤其是7篇大论里面，天人合一、朴素的辩证法思想指导了后代的医学临床实践。

行为、情感和智慧，身——人的肉身；心——人的情感和由此而产生的动力；灵——智慧、分析和观察事物的方法。这三者合而为一，就组成了一个完整的人。

这三种思想的结合，深深地影响了中医理论，并指导着我们的中医实践。

那为什么又要提到墨家和法家呢？那是儒家实践行为的需要。

墨家有着强烈的社会实践精神，在逻辑学、几何学、光学等方面都有重要贡献，破云梯守宋城、《墨经》的杠杆原理的运用等自然科学理论和实践成果，都奠定了其在古代科学研究和技术运用领域的地位。中国研发的全球首颗量子科学试验卫星就被命名为"墨子星"，这就是理所当然的了。中医既然是一种实用技术，它必然要汲取墨家的营养。

再说法家。

谈到法家，我想先突出的是韩非子的一个观点，"世异则事异，事异则备变"。这就是发展的观点。事物在向前发展变化，我们的思想观念，我们的应对措施，甚至我们的机制和体制也应当与这个发展和变化相适应。

春秋战国时期的名医扁鹊，提出"六不治"的思想。扁鹊的确高明，他已经考虑到了医患关系的复杂性，开始用法家的思想拉起一条医患之间的法律红线，已经有了医患关系法律规范思想的雏形，非常值得我们借鉴。扁鹊说，"骄恣不论于理，一不治也"。具体指骄横的权贵富豪，对医生不信任不尊重，这样的患者不治。又说"轻身重财之人，二不治也"。把钱财看得太重，对于身体健康不重视的人，这样的患者不治……"信巫不信医之人，六不治也"。相信迷信，相信装神弄鬼的巫医，比如王林、张悟本之流，这样的患者不治。一种很奇怪的现象，许多明星官宦居然都拜倒在这些巫医的脚下。这又折射出了一种什么样的社会现象和病态人格呢？我们可以深思。

人类的求知欲在很大程度上决定了人类的发展。知识的积累是比较浅层次的求知，从知识的积累到技能的提高也还是比较浅层次的求知，真正的求知是人类对智慧和哲学思想的追寻。

1988 年 1 月 18 日到 21 日，由当时的法国总统密特朗召集并组织的，为期 4 天的巴黎聚会，议题是"21 世纪的挑战和希望"。这次会议有 75 位诺贝尔奖得主参加。在新闻发布会上，1970 年物理学诺奖得主，瑞典的汉内斯·阿尔文博士说："人类要生存下去，就必须回到 25 个世纪以前去汲取孔子的智慧。"这次会议的主持人诺贝尔和平奖得主伊利·维塞尔还提到了孔子的老师——老子。可见，西方的有识之士也在追寻和学习东方的智慧。

当然，我们并不故步自封，中华民族从来都是一个虚怀若谷的民族、一个善于学习的民族。我们要汲取和学习世界上一切优秀的文化来丰富和发展自己。我们的理念是"各美其美，美人之美，美美与共"。

不一样的"入门"

作为公益讲座,我们在《宝安日报》上发布了前面三节的内容。我的一位老师看到了,就问我:广源,说到入门,20世纪50年代就有近贤秦伯未先生的《中医入门》;60年代,又有南京中医学院几位前辈主编的《中医学概论》,都可以说是这方面的精品。为什么你现在还要搞一个《混沌与觉悟——中医入门零到玖》呢?我向老师汇报:当年,我还是一名"赤脚医生",我的中医启蒙老师吴允功先生就要我读这两本书。就是吴先生,就是这两本书,引领我跨进了中医的门槛。但是,时至今日,情况已经发生了很大的变化。这变化起码有两个方面:一是社会背景之变化,二是受众情况之变化。

先论社会背景:前两本书成书之时,虽然中医也在受着打压,但孙悟空尚未钻进铁扇公主的肚子里,假猴王的道行也尚未完全修成;中医尚未被从内到外翻肠倒胃折腾得痛苦不堪,也尚未被"合理"地搞得不伦不类、面目全非、真假难辨。而如今却不一样,外有何祚庥、方舟子之流挥舞着"科学"之大棒,以"不科学"甚至是"巫术"之罪名欲置中医于死地。内有一小部分头顶着一圈又一圈光环,身居高位,吃着中医的饭,享受着中医的政策,却抵毁谩骂中医,或者不骂,却悄悄地欲将自己的祖先阉割掉的不肖子孙——这是一群更为可耻、更为可怕的中医掘墓人。于是,中医之门到底在哪里呢?是南,是北?是东,是西?让人难辨。就算你把方向弄清了,其门前也是浮云道道,迷雾重重,让人难寻。

再说受众情况的变化：20 世纪 50—60 年代，想学中医者自己的文化背景还比较"传统"，思想也比较"单纯"，中医比较容易"入心""入脑"，自身就愿意"入门"；而现在学中医者，大多自己的文化背景就比较"现代"，思想也比较"复杂"，加上上面所述的社会背景之变化，"门"就更不容易寻找，而自己又缺乏"入门"之决心和勇气。还有一种，自以为已经入门，实则入的是"偏门"，甚至是"邪门"；或者已经来到门口，甚而是已经进入门内，又犹豫彷徨，进一步，退三步，不如不入门，不如一张白纸。

当然，还有一个，本人对受众的选择问题。本书之入门受众，不是，或者主要不是青少年，而是有一定生活和社会阅历的成年人。

以上就决定了此"入门"非彼"入门"也。这是一个不一样的入门。

为了让大家更清楚地了解中医之现状，更深入地体会这"入门"的"不一样"，我必须提到两个人。一位是一个外国人，一位德国的科学家；一位是一个"行外人"，一位中国共产党的基层领导干部。一个"国外"，一个"行外"，都是"老外"。但是，他们却都深深地热爱着中医、心系着中医的安危。

一、挚爱与忧虑，一位德国科学家，寥寥数语，敲响了安居现状的思危警钟

曼弗瑞德·波克特（Manfred Porkent），一位谦和友善、年近 90 的德国科学家。他曾任慕尼黑大学东亚研究所所长，是一位与李约瑟齐名的汉学家、一位著名的中医学家和临床中医师。他的名片上印着"德国慕尼黑大学 汉学、中医理论基础教授""中国中医科学院 国际中医规范词典执行主编"。他精通德、法、英、俄和拉丁文，中国话讲得也很好。他给自己取了个中文名字，叫"满晰驳"。他自己解释说"以饱满的责任感，反驳西方明晰科学的不足"。

他拜访过一百多位中医医生，家中有中医藏书 8000 多种。前两年，

他在北京中医界做了一次震撼的演讲。我现在把这次演讲的主要内容概括转述如下。

他讲述：我学习中医，是从研读南京中医学院主编的《中医学概论》开始的。从此我与中医结下了不解之缘，当成了我一生的事业。"没有中医，我早就不存在了。"

1989年，我患了膝关节炎，是一位姓周的中医师给我推拿、针灸，配合吃中药，不到6个月彻底治好了。之前，西医先让我服用可的松，没有效果。后来建议我做手术，换人工关节，我没有接受。

几年前，我患了西医所说的中心性、渗出性视网膜炎，西医说没办法治，搞不好会失明。我自己以茯菟丹和六味地黄丸为基础，打成药粉服了几个月就好了。我现在的视力是1.5。

"中医不仅仅是中国的骄傲，也是全人类的共同财富。"

"中医是一门成熟的科学，是一种内容最丰富、最有条理、最有效的医学科学。"

"西医学的发展只有几百年的历史，大踏步发展只有几十年。"

"从根本上说，西医学还只是一种典型的生物医学或动物医学，还远没有发展到真正意义上的人类医学。"

"当然，西医在物理、化学方法基础上发展出来的医疗技术是很可贵的，但技术与科学是两回事。"

请注意：技术与科学是两码事！

"我开始是学西医的，而且在慕尼黑大学医学系当过老师，也有行医资格，如果不了解西医，我就没有资格批评西医。"

"当然，我绝不是说西医一无是处，这里我是从科学与技术的比较上来讲的。从长远来看，中医应该比西医有更广阔的前景。因此，中医药学不仅是中国的骄傲，也是全人类共同的财富。"

讲到中医的现状，满教授并不乐观，他说："中国人自己把宝贝当垃圾丢掉了。"我们的某些专家表现出不可理喻的民族虚无主义，不承认民族医学的科学性，不认真评价中医的价值，一味追求时髦，想用西医的要求和术语改造中医、扼杀中医。

"种种迹象表明，中医正在不断地走下坡路，走向衰落。"

"更奇怪的是，在中医研究机构和中医学院也存在这个问题，中医院中病历 90% 是用西医诊断学和病理学的术语来写的。能用传统中医学理论和方法来诊病和开方的，一种说法是不到一万人，而且这些人年事已高。"

各位请注意：还有一万人吗？

"这不但对中国人民是不负责任的，而且对世界人民也是不负责任的。因为中医的衰败，不仅是医学上的问题，也是一个严峻的社会问题。"

注意：是一个严峻的社会问题！

"中国人应该克服文化自卑感，理直气壮地大力宣传中医中药学，要在全世界范围内为中医中药'正名'。"

"中医衰败了，不是中医不行了，而是人不行了。灿烂的传统中医文化将永远照耀着我们这个星球。"

说到要害了，说得太好了！

二、回溯与回归，一位基层领导者，小小一石，激起了一潭死水的千层波浪

关心中医的同志，都会知道，2019 年 3 月 18 日在深圳西部的宝安，平地冒出了一个"纯中医治疗医院"。如同一块小小的石头，丢进了一潭死水，激起了千层波浪、万道涟漪。在此前，中医院总是跟着西医跑，当西医的小跟班，屁颠屁颠，还以为可以狐假虎威，十分光荣。这一切都已经习以为常，如同一潭死水。这时，宝安出现了这么一位同志，他是党的一位基层领导，他是中共宝安区委书记，他叫姚任。

在说这个人之前，我还是要简单地介绍一下宝安这块土地。宝安，是一个孕育了两个特区的风水宝地。香港，从历史上看就是宝安的一个

19

部分，是宝安衍生孕育出来的。深圳，本来就是宝安的一个小渔村，可以说宝安是深圳的母亲。历经世事沧桑，宝安，由"县"改"区"，由"大区"划为"小区"，现在还有的面积为397平方公里，管辖人口为500多万。无论从面积还是人口上，都不能说大，但是，宝安的心胸可是大的。因为，它地处珠江口，又面临南海，正是一个海纳百川、汇江入海的地方。这位姚任书记，如果从官阶上看，也就是个"七品芝麻官"。但是，他有南海一样的心胸，他有先天下之忧而忧、后天下之乐而乐的情怀，他不是一个学医的人，更不是一个专门学中医的人，是一个"行外人"。但是，他对中医却怀着深深的忧虑：对中医现状的忧虑，对中医学正在失去本源，对中医院和中医生正在失去本位的忧虑；对中国传统文化被贬低、被蔑视的忧虑；对中西医难以"并重"的深深忧虑。于是，一种承担，一种责任，油然而生。他倡导并具体领导和催生了全国第一家"纯中医治疗医院"，他说这是"斩木为兵，揭竿为旗"。他深知，此事困难重重，必须有筚路蓝缕、披荆斩棘的气概和毅力，这家医院才可能立足和前行。

作为一个中医的"行内人"，我们在欣喜敬佩之余，也深感汗颜。我们深知，这不仅是一位好领导、好干部，也是我、我们、我们中医界，我们一切热爱中医、热爱中国传统文化的人们，都可以引以为自豪的，可以称之为"朋友"和"同志"的人。对于我们中医来说，实在是太难得了。他说，他"不懂中医"，是"行外人"。其实，他对中医的认识，是很深刻的。他理解，中医是阴阳五行的实证应用，是中国古人对世界和自然的理解与领悟，是几千年来保障中华民族繁衍生息的法宝。纯中医源远流长，如今虽然弱小但并不孤单，很多老百姓信赖中医、喜欢中医、爱看中医，这是中医药传承发展的深厚土壤。他还说，在现代条件下，中医要腾飞，就必须与时俱进、插上科技的翅膀，用科学的理论讲清楚中医药的原理、治好病的逻辑和机理，用现代科技手段提升中医的诊断水平、治疗疗效和中药的质量。要以患者为中心，"患者为本，疗效为王"，让确切的疗效成为中医的"金字招牌"。他还说，"守正创新"，

"正"在哪里？"正"，就是要回溯本源。我们要出发，就一定要明白从哪里出发，我们必须是从传统的中医出发。而不是从西医出发，或者从中西医结合出发。如果从西医出发，或者从中西医结合出发，用这样的模式来发展中医，中医就没了。所以，我们要打出一个"纯"字。所谓"纯"："就是要在现代医学的环境中，让中医学回溯本源，让中医院和中医师回归本位。"

我认为，这是说到了根本，说到了关键。因为我们的中医是根植在传统的中国文化之中、传统的中医理论之中的，是根植在我们的中医疗效之中的，是根植在广大群众之中的。春天来了，我们的根会扎得更深，我们的枝叶会更加繁茂。姚任同志充满信心地说："我们将迎来中医药发展更明媚更灿烂的春天。"他说我们要加紧工作："昨日今天不可辜负，未来已来时不我待。"

各位，从两位"老外"，一位德国科学家、一位基层领导者，从他们的言行中我们可以看出，中医的现状真的并不那么乐观。中医的道路，虽然光明，但也很曲折；中医的入门，也真的不那么简单。不是说学几个方、几味药，或者几个针灸穴位就进去了。这也就是广源一开篇不敢直接讲第壹章，而是以零章、混沌之章开篇的重要缘由。

诸位，我们的入门，的确是不一样的入门，我只是力争把你引到入口处，至于进去不进去，决心不决心进去，进得去进不去，真就是你自己的事了。

当然，如果你真想入门，又决心入门，甚至还想"登堂入室"，仅看我的书显然是不够的，我也把50多年前我的启蒙老师要我读的两本书向你推荐：一本是秦伯未先生的《中医入门》，一本是南京中医学院的《中医学概论》。

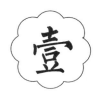

葆肾固元，生命之树长青

如果人的身体是一棵大树，"肾"就是树根，是元气之根、元精之根、生命之根，是物质基础之基础，是我们的"先天之本"，如同一个国家的战略物资储备，是不能轻易动用的。

第
一
节 | # 十女八肾虚，十男九肾亏

　　我们先从西医的角度来看"肾"（图1-1）的生理特点。当血液流经肾动脉进入肾小球时，体积较大的成分，如红细胞、白细胞、血小板、蛋白质等，是不能通过肾小球的"筛孔"的，就被肾"重吸收"了。所以，你的尿里面是不能有红细胞、白细胞，也不能有蛋白质的。而体积相对比较小的成分，如水分、钠、氮、尿素、糖等，它们就通过

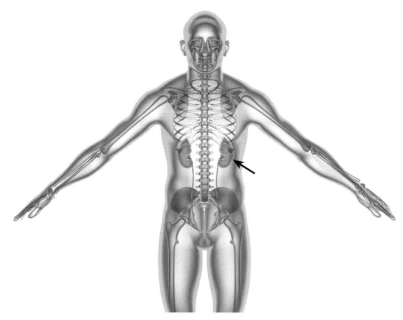

图1-1　肾脏

 24　　混沌与觉悟——中医入门零到玖

了"筛孔"进入了肾小管，此时的尿液叫"原尿"。原尿中还存在着许多营养成分，如糖、氨基酸等。正常情况下，这些营养成分又会被"重吸收"到身体中。也就是说，健康人的尿里是不应该含糖或含少量糖分的，也是不含氨基酸的。尿液中应该只剩下代谢废物和水分。"原尿"非尿。

中医所说的"肾"，不仅是泌尿系统的一个重要器官，还与生殖功能紧密关联，甚至还有更广泛的功能。其实，现在西医也发现，肾，不仅仅担负着"重吸收"营养和水分，排泄和代谢身体所产生的有害物质，维护人体水分、电解质和酸碱平衡的重任，还能产生多种激素，用以调节人体的多种生理功能。

常看中医的人就会发现，老中医眼睛半睁不睁，半闭不闭地给你号脉，然后说"肾虚"。第一个患者是肾虚，第二个患者是肾虚，甚至第三个患者还是肾虚，或者换个说法叫"肾亏"。也许，你认为这些老中医是在忽悠你；但我要告诉你，这多半是事实，并非忽悠。我也算个"老中医"了，数十年的临床经验告诉我，"十女八肾虚""十男九肾亏"，并非虚妄之说。中医认为，"肾"是人类的"元阴""元阳""真阴""真阳"这类最珍贵物质的珍藏之地，"肾"一旦受到伤害，这些珍贵物质一旦亏损，就很难重新弥补。

现在我们许多30来岁的年轻男女就喊腰酸背痛、失眠、心悸，头晕乏力、耳鸣眼花，甚至突发斑秃，头发一夜之间掉得东一块西一块，如同梅花鹿。这些大多与"肾"有关，是肾气虚，肾精亏损的表现。现在青年男女不孕不育的情况也很普遍，女的难以受孕，孕后胎元不稳，胎死腹中，或自然流产；男的阳痿早泄，精子质量极差，少精、死精、畸形精子，等等。无不与"肾"紧密相关，往往都是"肾虚""肾亏"造成的。

导致不孕不育的原因很多，如生活工作压力过大、环境污染、食品安全问题、遗传、家族性疾病等，但一个不容忽视的重要原因，就是现在的年轻人过早、过分地放纵性生活。

有的年轻女子自己身体还没发育好就怀孕了，之后又去做"人工流产"，而且反复多次。我们在临床上经常碰到这样的患者，才20岁出头，就已经"人工流产"三四次，甚至五六次了，现在结婚想生小孩，却怀不上了。

对于"人工流产"，民间往往通俗地称其为"刮宫"。子宫是血肉之躯啊，经过多次的"刮"，内壁就越来越薄，就很难形成正常的生理周期，该排卵时不排，该来月经时不来，又怎么能怀孕呢？

有的年轻男子才十七八岁，本应处于童贞之时，但往往是几年前就已偷食禁果。这不仅仅是伤害了别人，也害了自己。由于低龄和频繁的性生活，"元气""元精"过早过度地亏损，年纪轻轻就未老先衰，"肾虚""肾亏"了。同时，由于性知识的缺乏，各种性病和其他传染病的传播，也是青年男女不可忽视的问题。

临床上经常会碰到这样的夫妻，女方怀不上孕，男方就肯定地认为问题在女方。结果一检查，问题在男方。男方得过梅毒、淋病或急慢性前列腺炎，尽管经过治疗基本好了，但还是不行，精子质量非常差。农民种庄稼都知道，土地要肥沃，种子也要好啊，你播下去的是不能发芽的种子，还谈什么收获！

为什么有的中年人，甚至老年人火气还那么大？除了个人修养的因素外，与"肾"也密切相关。"肾气"，特别是"肾精"的过度消耗，就会造成"肝火"过旺。

中医特别重视五脏，即心、肝、脾、肺、肾之间的相互关系，并用中国传统文化中的"五行学说"——五行，即木、火、土、金、水——来认识和阐述五脏之间的关系（图1-2）。"肾"是水脏，"肝"是木脏，"肾水"匮乏，"肝木"失养，木就会生火，自然就"肝阳上亢"了。以此再深究一下：其实，西医所说的高血压、许多心血管疾病，甚至不少内分泌疾病，特别是糖尿病、甲状腺疾病，往往也与"肾虚""肾亏"有关。

我们的许多年轻医生，包括许多年轻的中医生，遇到高血压患者就一味地降血压，遇到糖尿患者就一味地降糖，效果并不好。我们认为，这种做法是片面的，甚至是错误的、愚蠢的。中医没有"高血压"的病名，与之相应的就是"肝阳上亢"等证候，但在治疗上也不仅是从肝论治，而是"肝肾同治"，甚至"重在治肾"，许多高血压患者服用一段时间"六味地黄丸""知柏地黄

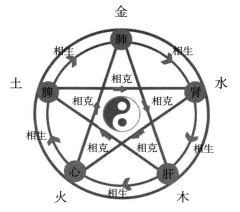

图 1-2　五脏、五行相生、相克

丸"后取得了很好的效果。中医也没有"糖尿病"的病名，与之相应的有"消渴"等证候。中医认为，"消渴"的病根还是在"肾"上，是"肾水亏耗""相火太旺"造成的。如果你听过卓文君的故事，就知道司马相如。司马相如就是一位"消渴"病者，也就是糖尿病患者，他的病因就是"凤求凰"太过，伤了肾。现在，许多内分泌科医生也提出，糖尿病要从肝论治，而不一味地将注意力集中在胰岛上。这就大大地前进了一步。"肝肾同源""乙癸同源"嘛！

　　"肾"的功能的盛衰，也有阴阳之分；"肾虚""肾亏"自然也有"肾阴虚（亏）""肾阳虚（亏）"之分。肾阴又叫"元阴""真阴"，是人体阴液之根本，对各脏腑和组织起着濡养的作用，肾阳又称"元阳""真阳"，是人体阳气之根本，温煦生化着人体各脏器和组织。"肾"中之阴阳，犹如水火，共寄其中。所以古人也称肾为"水火之宅""水火之脏"。也有人把左肾称为"肾"，把右肾称为"命门"。肾阴肾阳相互依存、相互制约，以维持人体的动态平衡，肾阴肾阳一损俱损、一荣俱荣。所以，肾阴虚亏和肾阳虚亏往往是同时存在的。

　　当然，在临证上我们也会看到，肾阴虚和肾阳虚也常常有先后轻重之分。肾阴虚者，往往会五心烦热、潮热盗汗、男子遗精、女子梦交、性欲亢进等；肾阳虚者，往往会精神疲惫、腰膝冷痛、形寒肢冷、小便

频数、男子阳痿早泄、女子宫寒不孕、性欲低下等。如前所说，肾阴虚到一定程度会造成肾阳虚，肾阳虚到一定程度也会造成肾阴虚，这就是阴损及阳、阳损及阴，肾阴肾阳两虚证。

"风月宝鉴"与"节欲惜精"

　　《红楼梦》中第十二回，叫"王熙凤毒设相思局　贾天祥正照风月鉴"。讲的是凤辣子利用贾瑞之好色活活将其弄死的故事。

　　贾瑞已经被王熙凤作弄得肾精大亏，魂不附体，仅剩一口气了。此时，来了一个救命的跛脚道人，道人给了贾瑞一面镜子——"风月宝鉴"。道人告之，此镜只能照反面，不能照正面，否则小命不保。贾瑞不听，一照正面，凤姐在里面招手，贾瑞荡荡悠悠走进了镜子，与凤姐云雨一番，如此三四次，"身子底下冰凉渍湿一大摊""已没了气"，小命就给报销了。

　　其实，毒设相思局，正照风月鉴的故事，正是人间百态的一个缩影。贾瑞年幼即父母双亡，是其祖父，一位穷秀才将其教养长大。本是荣国府的一门穷亲戚，已经二十好几，在当时，按照现在的说法，不是"老腊肉"，也是"半老腊肉"了。他垂涎于凤姐的年轻美貌，而凤姐根本不把他放在眼里，就想要置他于死地。说王熙凤"毒"，就"毒"在这里。他心生妄想，你拒绝他也就是了，何至于要害人性命？王熙凤貌美如花，心胜蛇蝎，又有贾蓉、贾蔷之流充当帮凶打手，而贾瑞又一味只往"色胡同"里钻，至死还要"正照风月鉴"，以满足与王熙凤"云雨"的妄想，真是自己作死！

　　曹雪芹不仅是位伟大的文学家、社会学家，而且精通医学，对中医的研究和把握非常到位。他说，那贾瑞迷恋凤姐而不得，又正值青壮之年，未免有那"指头告了消乏"（手淫）等事，更兼两回冰恼奔波，因此三五下里外夹攻，不觉就得了一病：心内发膨胀，口中无滋味，脚下如绵，眼中似醋，黑夜作烧，白昼常倦，下溺遗精，嗽痰带血。诸如此症，不上一年都添全了。于是不能支持，一头睡倒，合上眼还梦魂颠倒，满口乱说胡话，惊恐异常。百般请医疗治，诸如肉桂、附子、鳖甲、麦冬、玉竹等药，吃了几十斤下去，也不见个动静。

曹雪芹这里所描述的贾瑞发病的过程，正是一个由欲恋过于炽烈，"迷恋凤姐而不得，又正值青壮之年"，相火（肝火）、君火（心火）过旺，"指头告了消乏"，消耗了肾精，以至肾阴亏损，加上凤姐的反复捉弄，"两回冰恼奔波"，阴损及阳，阴阳两虚，"黑夜作烧，白昼常倦，下溺遗精，嗽痰带血"；肾病及心脾，肾病及肝，相互恶性循环，所以"心内发膨胀，口中无滋味，脚下如绵，眼中似醋"，甚至"梦魂颠倒，满口说胡话，惊恐异常"。另外，我们从诸医所用之药亦可看出，"肉桂、附子"是助阳之物，而"鳖甲、麦冬、玉竹"又属滋阴之品。

曹雪芹还借跛脚道士之口说，此病"非药可医"。"非药可医"，用什么医呢？"风月宝鉴"。"风月宝鉴"是一面可正反两面照的宝镜，它其实是人间百态，特别是男女之事的一个形象的缩影，蕴藏着深刻的哲理。辟开王熙凤的"毒"和贾蓉、贾蔷的助纣为虐，就是正常的男女之事也是应该有个度的，也是有两面性的。凡事过度就会走向其反面，禁欲是非人性的，而纵欲则更是兽性的。纵欲的后果就是造成肾精的亏损、干涸、枯竭，造成肾气的衰败，一蹶不振。在临床上常常碰到肾虚肾亏的青年男女，也经常碰到肾水不足，肝木偏旺的中老年男女，我都会直言或者暗示他们要适当控制性生活，适当掌握性生活的频度，以配合治疗。事实证明，这样做效果是很好的。

蒲松龄的《聊斋志异》里经常讲到狐仙，他笔下的狐仙其实都是好女人。一个书生邂逅了一个狐仙，相好了，同居了，感情深厚，如胶似漆。但过了一段时间，狐仙觉得不大对劲了，男孩子有气无力，一同房总是起不来，或者起来了也不坚挺不持久了。女孩很含蓄地说了一段话：若君之年，房后三日当复，何疲惫至此耳？像你这样年纪轻轻，和我同房以后三天左右就应该恢复起来，你怎么会虚弱到这种程度？书生花心了，又有外遇了。在那边消耗了，这边也就不行了。

现在经常有人会问到性生活的频率问题。其实，这个故事，特别是女孩的一句话，可以作为参考，即"若君之年，房后三日当复"。君，这位书生，联系故事上下，也就二十多岁吧。"三日当复"，这个"当"，可以理解为"应""应该恢复"，也可以推想、联想为"方""可"，即"方可恢复""方能恢复"。我认为，这是比较客观的，合乎一般情况的。当然，"性"的问题，有个体差异，但我们不能因为强调"个体差异"而忽视"一般情况"。近些年来，个别专家，部分媒体，不负责任地宣传年轻人要频繁地过性生活，一天一次，甚至一天数次。这是不负责任的，是危害年轻人健康的。现在许多女孩不能怀孕，很大责任在男孩。阳痿早泄，精子质量低下是普遍现象，大多和频繁过度的性生活有关。其实，就是处于蜜月期的青年男女也不易做到每天一次甚至数次性生活。开始一周，两周可能还行，时间长了就不行了。青年如此，中老年就更不要做力不从心、对健康不利的事了。"少不食壮火，老不泄残精"。青少年不要放纵，中老年更要自持。

性，男女之事是非常美好的，幸福往往也是与"性福"联系在一起的。但只有身、心、灵高度融合的"性福"才是真正美好的。三观比五官更重要，同样，性生活的质量比数量更重要。

这里还要提一提，曹雪芹讲到贾瑞的时候所说的"那指头告了消乏"之事。这里曹雪芹是把它当成加重贾瑞病情的因素之一的，这就是我们常说的"手淫"或"自慰"。近年来，我们许多专家和媒体总是在宣传手淫无害甚至有益论。真是如此吗？

在汉语里，我们来看看，以"精"为基础，与哪些字组词最多？我们会发现，是"精力""精气""精神""精彩""精华""精锐""精髓"这类最多。没有"精"，哪来的"力"？没有"精"，哪来的"气"？没有"精"，"神"从何来？你再看看中央电视台的《出彩中国人》里，哪一位不是"精力"充沛，"精气"十足，"精神"焕发的？为什么？有

"精"才能出彩啊！至于"精华""精锐"，那也是以"精力""精气""精神"为基础的，是他们的扩展和叠加。

我们都会有这样的生活经验，"精"过耗，"肾"亏虚后，精力就难以集中，记忆力就会减退。总觉得"脑动不起来"。这是什么原因？中医认为，"脑为髓海"，"髓"和"精"又合称"精髓"。实际上"脑""髓""精"是一体的。所以，只有精力充沛的人，思维才会活跃。这对追求学习进步，不断创新的人，也应该是个启示。

中国传统文化从来就认为，人类的最原始最基础的欲望是正常的，是合乎人性的。"食色，性也"。但与此同时，人类的欲望也必须是有节制的，这不仅是人类社会法律、道德层面的要求，同时也是作为个体的人的自身健康的要求，更是作为一个物种、一个民族健康和繁衍的要求；我们为了自身的健康，为了种族的繁衍，我们一定要"节欲惜精"，不做"肾虚""肾亏"的"剩男""剩女"，要做精力充沛、精气十足、精神焕发的无往不胜的"胜男""胜女"。

葆肾固元，生命之树长青

　　一些学西医的师兄弟会经常向我提出这样的问题：你们学中医的也太保守了，把性生活对身体的负面影响看得太重了，男人的精液95%以上都是水分，不到5%的蛋白质，没什么东西，多过一点性生活，有那么不得了吗？这样的问题，一些学中医的同行也会提出。

　　这种观点是片面的，不正确的。我以其人之道还治其人之身，对提出问题的人说，从今天起，你每天吃一个，或者两个最优质的鸡蛋，不管是走地鸡蛋也好，初生蛋也好，反正是你认为最高营养的蛋，然后你每天一次，当然，如果你行，两次、三次也可以，过性生活，我看你能坚持多久。你不是说，精液里只有5%不到的蛋白质吗？这一两个优质鸡蛋已经足够了吧？他们往往都会说，"那怎么行，我还要上班啊！"上班？我心里暗想，不出半个月，我要你头晕眼花，双脚发软，站都站不稳。你要是个外科医生，可别把手术刀拿反了，可别把别人的膀胱当成阑尾给切了！

　　30多年前，我在导师凌一揆先生，以及导师组成员朱梅年、张之文、徐治国等诸位先生的指导下做博士课题，我的课题就涉及"肾"。同时，我还做了一个与此相关的子课题。我查阅相关资料时发现，有几位印度医学家在发表的论文中说：艾滋病男性患者精液里的有机锌含量较正常人明显降低，只有正常人的百分之一、千分之一，甚至更低，女性患者之阴道分泌物也大抵如此。

　　艾滋病患者本身就是免疫功能极其低下的一类人，按中医的说法，就是极其"肾虚""肾亏"的人。他们的精液，她们的体液中的有机锌含量比正常人低许多，这说明什么问题？

最近几十年，有不少研究者从微量元素的角度来研究中医药。我的老师——我国微量元素与健康学科的创始人朱梅年先生也指导我做了不少这方面的工作。我们的共识是：微量元素锌与肾阴（精），微量元素锰与肾阳（气）有着正相关的密切关系。也就是说，肾阴虚的人体内微量元素锌含量偏低，肾阳虚的人体内微量元素锰含量偏低，而补肾阴的药物往往锌含量高，补肾阳的药物往往锰含量高。食物也是如此。为什么许多广东土生土长的人看似并不强壮而精力却很充沛？这与他们长年吃海鲜有关。海鲜中的锌含量很高，特别是深圳宝安的沙井蚝，可为男性加油，可为女性美容，而且其味鲜美，驰名海内外。为什么我长期以来反对一些人——特别是一些自认为有"健康意识和习惯"的人——吃鸡蛋总要剔除鸡蛋黄的行为？因为我知道鸡蛋黄（中医常称之为"鸡子黄"）有丰富的营养，特别是含有丰富的微量元素锌，是一种很好的补肾食物，丢掉它而只吃鸡蛋白，就几乎等于没有吃鸡蛋，真可谓"暴殄天物"！中医对鸡子黄十分重视，有"百合鸡子黄汤""百合生地鸡子黄汤""百合知母鸡子黄汤"，用于补肾养血强心宁神，亦药亦食，有很好的效果。鸡子黄加清酒或客家自酿米酒煎煮后，不仅锌、锰含量会升高，铁和钴的含量也明显升高，自然补肾补血强心的功能也就得到了提升，这就是广东客家女人生小孩后吃米酒煮鸡蛋的道理所在。炙甘草的滋补之力强于生甘草，与此同理，蜜炙提高了甘草锌、锰、硒、镁等与补肾强心密切相关的元素含量，加酒煎煮后更是如此，炙甘草汤（复脉汤）的传统煎煮法是要加酒的。

传统的益气温阳药物，如人参、肉桂、五味子、生姜（包括诸多姜科植物）等锰含量都很高，这与它们兼有补肾阳的功能是有关系的。

20 世纪 80—90 年代，中医药微量元素研究相当红火，涉及中医药的各个领域，从中药到针灸，都取得了一些研究成果，但也很快由热趋冷，由高潮而跌落谷底。究其原因，起码有两点：一是许多研究者将研究过分简单化，将中医药与微量元素进行简单对照，对号入座，将研究引入歧途；二是将一些不成熟，甚至是一些非常粗陋的"成果"过早地商业化，自己阻断了自己的前进之路。因为此话题不是我们的主题，在此就不多说了。

我们在本章开始就说，肾如同一个国家的战略物资储备，是不能轻易动用的；而我们却自觉或不自觉地都在动用。动用的渠道主要有两个：一是直接动用，就是纵欲；二是间接动用，就是五脏六腑之病，特别是重病久病的消耗，或过分劳心劳力的消耗。中医有"久病必虚""穷必归肾"之说。为此，葆肾固元，培根固本的主要渠道也就有两个：一是节欲惜精，二是调理五脏。这也是中医未病防病、已病防变的"治未病"思想的体现。

节欲惜精前面已经谈了不少，现在再简要地说说调理五脏。

五脏六腑之病，重病久病，都必然伤肾，上面我们所说的"久病必虚""穷必归肾"说的就是这个道理。伤肾，就是伤元阴元阳，就是损耗人体的最精华最基础的物质，就是动摇根本。

如果你正在学习中医，随着学习的不断深入，你会发现：肾阴虚与肝阴虚、肾阳虚与脾阳虚往往关系密切，甚至是紧紧相连，合为一体。这是因为：肾藏精，肝藏血，精血同源；肾为先天之本，脾为后天之本，不可分割。在五行中，心为火脏，肾为水脏；两脏的健康状态，必须是"心肾相交""水火相济"的，这是一种动态平衡。过度"用心""伤心"，也会"伤肾"；"肾亏""肾虚"，也会"伤心"。肺属金脏，肾为水脏，在五行中属母子相依的关系，肺病及肾，肾病及肺，在临床上是普遍存在的。

这次新冠肺炎，为什么中老年，特别是素有宿疾者（就是西医所说的有基础疾病的人）最易中招？而且一旦中招，往往就成重症，甚至危重症患者？就是因为中老年人，特别是素有宿疾的老年人免疫力低下，也就是中医所说的肾虚肾亏，不能承受病毒的骤然打击。

从这里，我们可以看到：中医所看到的，不仅是一个孤立的"人"，而是一个完整的、动态的、与自然和社会紧紧相连的人，是一个个各具个性的人。同时，又是一个肝心脾肺肾、木火土金水相互关联、相辅相成的"人"。我们要葆肾固元，让生命之树长青，就必须五脏同调。同时，在对待具体的患者时，就要分清东西南北中、男女老幼弱；还要分清发病的时间是在春夏，还是在秋冬；是在干燥的季节，还是潮湿的季节。从而，因时、因地、因人采取灵活的、针对性的治疗方法。而且，我们从一开始学习中医就要注意到"人"这个"小宇宙"，和"自然"、和"社会"这个"大宇宙"之间的相互关系是紧密相连的。

这，就是中医的特色。这个特色，在这次抗疫中，也得到了鲜明的体现。

对肾"方""针"

我们对"肾"的基本方针：以补肾为主，兼以清泄膀胱；方（药）针（灸）并用。

因为肾与膀胱互为表里，中医不仅重视五脏之间的相互关系，也重视脏腑之间的表里关系，甚至有时还强调"脏病腑治"。比如这次新冠肺炎，在危重患者出现严重便秘、阳明腑实不通的时候，许多专家就用通大便的方法。

一、方药

现在，我向大家推荐一批补肾的常用方药。

"肾"是一个典型的"藏而不泻"之脏，是"战略物资储备"，自然就是要以"补"为主。但是，许多"神医"把"补肾"吹得神乎其神，好像用某一种神药、某一种家传秘方，只需一剂药就可以打造一个铮铮铁骨的硬汉，一夜之间就可塑造一个百年不倒的金刚。实践证明，这些都是虚妄之说，甚至是谋财害命的鬼蜮伎俩。真正管用的补肾方药是朴实无华的。

（一）地黄汤家族

地黄，是一味很好的补肾药。我们常把它分为生地黄和熟地黄两种。生地黄，又叫干地黄，以河南焦作怀庆地区所产最佳，是四大怀药之一。四大怀药是地黄、山药、牛膝、菊花，老中医们常常会在这四味药之前冠上一个"怀"字，说明是道地药材。熟地黄，是生地黄加酒、陈皮、砂仁，九蒸九晒，切片而成。现在很难做到这样。生地黄和熟地黄，在功能上有所区别。熟地黄，以滋阴补肾为主；生地黄，还兼有清热凉血的功能。

1. 六味地黄丸（汤）

组成：熟地黄、山萸肉、山药、泽泻、丹皮、茯苓。

方解：此方的特点是"三补"：熟地黄，滋阴补肾；山萸肉，补养肝肾，还兼有涩精功能；山药，健脾益肾，也兼有涩精固肾的功能。"三泻"：泽泻，利湿、泻肾浊；丹皮，清泄相火；茯苓，淡渗脾湿，既可助山药健脾，又可助泽泻泄肾浊。此方，是以地黄为君药的名方，也是补肾的基础方。

2. 滋阴降火的知柏地黄汤（丸）

知柏地黄汤（丸）即六味地黄汤加知母、黄柏。知母、黄柏均用盐炒。为什么用盐炒呢？盐入肾。

3. 滋肾养肝明目的杞菊地黄汤（丸）

杞菊地黄汤（丸）即六味地黄汤加枸杞、菊花。

4. 滋补肺肾之阴的麦味地黄汤（丸）

麦味地黄汤（丸）即六味地黄汤加麦冬、五味子。

5. 补肾阴、纳肺气的都气丸（汤）

都气丸（汤）即六味地黄丸加五味子。

6. 补肾助阳的金匮肾气丸（汤）

金匮肾气丸（汤）即六味地黄丸加肉桂、制附片，这是《金匮要略》的补肾阳名方。

7. 强化滋阴补肾、填精充髓功能的左归丸

左归丸即六味地黄汤去泽泻、丹皮、茯苓，再加枸杞、菟丝子、龟甲胶、鹿角胶、牛膝。

8. 强化温补肾阳、填精充髓功能的右归丸

右归丸即六味地黄汤去泽泻、丹皮、茯苓，再加枸杞、菟丝子、当归、杜仲、制附片和肉桂。

大家可以仔细看看，这两个方剂，即左归丸、右归丸，是去掉了六味地黄汤（丸）"泻"的功能，强化了"补"的功能。一个是强化滋阴补肾的功能，一个是强化温阳补肾的功能。这两个方剂，也是补肾名方。

9. 滋肾阴、补肾阳，兼以开窍化痰的地黄饮子

组成：熟地黄、巴戟、山萸肉、石斛、肉苁蓉、制附片、五味子、肉桂、茯苓、麦冬、石菖蒲、远志。此方对于肺肾两虚，兼有痰阻者，特别是中老年人，效果很好。

10. 滋阴疏肝的一贯煎

组成：生地黄、沙参、枸杞、麦冬、当归、川楝子。此方组方精练，但在临床上应用非常广泛，效果很好。

11. 滋阴降火的大补阴丸

组成：熟地黄、知母、黄柏、龟甲。此方是金元中医大家朱丹溪的名方。组方精练，滋阴补肾的效果尤为显著。

以上就是我们所说的地黄汤家族。

（二）特色方剂

下面，我们再介绍几个很有特色的方剂。

1. 补肾抗衰，更年期综合征克星——二仙汤

组成：仙茅、仙灵脾（也叫淫羊藿）、当归、巴戟、知母、黄柏。

这是 20 世纪 60 年代上海中医同仁所创造的一个名方。几十年来，我在临床上反复运用，取得奇效。要注意的是，仙茅绝不能生用，知母、黄柏也必须盐制。

2. 重用血肉有情之品，阴阳气血双补——龟鹿二仙胶

组成：龟甲胶、鹿角胶、人参、枸杞。此方滋补之力非常专一、宏大。

3. 补肾填精，不孕不育之克星——五子衍宗丸

组成：枸杞、菟丝子、覆盆子、五味子、车前子。我在临床上治疗不孕不育之症，特别是男性不育，以此方为基础方加减，效果甚佳。只是此方药性较缓，费时较长，需要有耐心。

4. 补益肝肾、乌发美容——七宝美髯丹

组成：制首乌（首乌有白赤之分，可二者合用）、茯苓、当归、枸杞、菟丝子、补骨脂、牛膝。此方用于美容。但对于中老年人效果缓慢，需要有耐心。更要注意的是，首乌必须制用，九蒸九晒最好，生用有毒，对肝脏功能有影响。

有志于学习中医，而又细心阅读的朋友读到这里可能会发现，从五脏同调以补肾的角度看，以上方剂，除肾之本脏之外，已涉及了肝和肺，但是尚未涉及心与脾。

其实，如果再细心一点，你就会发现：补肾方剂中，特别是地黄汤家族中的许多补肾药物，也兼有健脾的功能，诸如山药、茯苓之类，而如生地黄、丹皮之类的滋阴补肾之品，也兼有清心凉血的作用。当然，其相关性不像肝肾、肺肾那样紧密。

关于脾与肾紧密相关的方药，我们在谈到脾的部分时还会做一些补充。关于心与肾，这里向诸君介绍一个简捷有效的"迷你方剂"，这就是中医名方——交泰丸。

交泰丸之组成就两味药：黄连和肉桂，古人按照 6∶1 比例配制，以应《易经》"天一生水，地六成之"的卦意。我们在临床上可以根据患者实际，酌情调制，不必拘泥。交泰丸既可单独使用，也可加入诸如归脾汤、四物汤中使用，可以"交通心肾"，即调节心与肾之间的关系，可以起到"宁心安神"治疗失眠的效果。我在临床上使用，往往可以起到"四两拨千斤"的作用。

（三）"补肾固脱"方剂

我们在补肾的同时，还会发现"补肾"往往兼有"固脱"的功能，下面我们再介绍几首"补肾固脱"的方剂。"固脱"主要就是止泻、涩精、止带、止遗。

1. 四神丸

由四味药组成：肉豆蔻、补骨脂、五味子、吴茱萸。此方有温肾暖脾、固肠止泻的作用，用于治疗久泻效果很好。在煎煮时，常常加入生姜和大枣。

2. 金锁固精丸

由沙苑蒺藜、芡实、莲须、龙骨、牡蛎组成。多用成药，其功能为补肾涩精。此方，不仅用于男性，女性肾虚带下也可使用。

3. 桑螵蛸散

组成：桑螵蛸、远志、菖蒲、龙骨、人参、茯苓、当归、龟甲胶。其功能为调补心肾、涩精止遗，对于心肾两虚之证、遗精、遗尿，效果都很好。临床上，我用于小儿发育不良、精神恍惚、漏尿遗尿，往往立竿见影。

（四）"清泄膀胱"方剂

推荐几个清泄膀胱的常用方。

1. 五苓散

组成：猪苓、茯苓、泽泻、白术、桂枝。这是《伤寒论》的名方。

2. 四苓散

五苓散去桂枝。

3. 茵陈五苓散

五苓散再加上倍量的茵陈。

此三方，都用于膀胱湿热证（程度有轻重之分）。膀胱与肾互为表里，表病会及里。在临床上，常常以西医的"肾病"表现出来。最近几十年来，中西医结合治疗肾病，如急慢性肾炎、膀胱炎、尿道炎等，这些方剂加减灵活运用，都取得了很好的效果。

（五）经验方

下面再介绍一个本人的经验方。

前列舒乐方：组成为黄芪、淫羊藿、蒲黄、白花蛇舌草（或车前草）、牛膝。此方，几十年来用于治疗急慢性前列腺炎，甚至前列腺增生，都取得了很好的效果。以此方为基础所开发的中成药前列舒乐颗粒，已被评为国家中药二级保护品种和科技部等五部委的国家新产品。

二、针（灸）

针灸主要穴位及手法推荐：

足少阴肾经：涌泉、太溪。（图1-3）

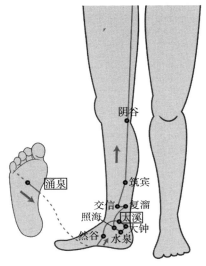

图1-3 足少阴肾经穴位

足太阴脾经：三阴交、阴陵泉、血海。（图1-4）

足阳明胃经：足三里。（图1-5）

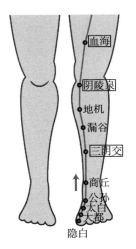

图1-4 足太阴脾经穴位

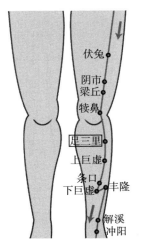

图1-5 足阳明胃经穴位

足太阳膀胱经：肾俞、脾俞。（图1-6）

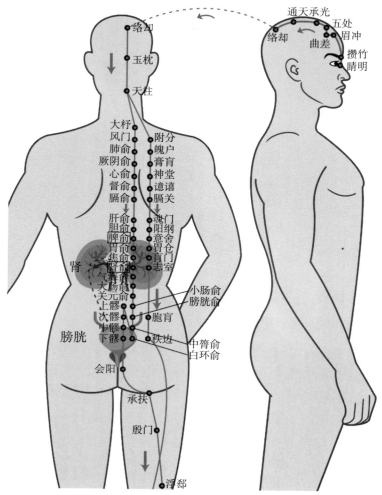

图1-6　足太阳膀胱经穴位

督脉：百会、命门。（图1-7）

任脉：关元、气海、中极、建里、石门。（图1-8）

这些穴位或针或灸，或补或泻，或针灸并用，或补泻兼施，甚至加上推拿按摩、刮痧、拔火罐等，都有很好的效果。关键是要辨证施术，配穴得当。这就要靠医生本人的中医理论造诣和临床经验了。

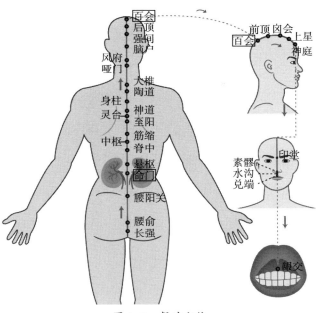

图 1-7　督脉穴位

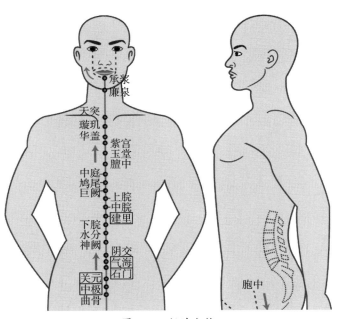

图 1-8　任脉穴位

壹

葆肾固元，生命之树长青

45

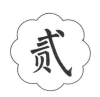

顾脾护胃，源头活水滚滚来

　　如果说，"肾"是我们身体的"战略物资储备"，"脾"就是我们身体的"后勤保障线"。中医所说的"肾为先天之本""脾为后天之本"，就是这个含义。

第
一
节

脾胃脾胃，难分难舍的一对

一、"说中道西"，此脾非彼脾

中西两种医学对"脾"的属性和功能的界定，有着天壤之别。

从西医学的解剖形态和位置上看，脾在人体左上腹的腹腔中，呈半椭圆形，就像一把侧挂着的镰刀（图2-1）。西医认为，脾是一个非常脆弱的器官，小孩在一起玩耍，不小心一脚就可能把对方脾脏踢破。此时外科医生往往会开刀将脾脏拿掉。否则，内出血会充斥整个内脏，引起生命危险。也就是说，西医认为脾脏拿掉以后没什么问题，不会对健康产生太大影响，危急时反而可以挽救人的生命。

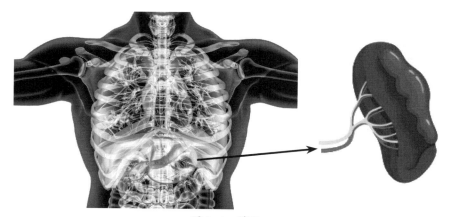

图2-1　脾脏

西医所说的"脾脏"，是人体最大的淋巴器官，是属于免疫系统的。

当我们有呼吸道感染时，医生让你把腰叉起来，要检查一下你的腋下淋巴结肿大没有。当我们下肢或者腹部，特别是下腹有感染，尤其是女性盆腔有炎症时，医生会检查你的腹股沟淋巴结，看有没有肿大。淋巴就像我们身体的边防军，它在保护着我们的机体。"肿大"实际上是"两军"抗争的结果。所以，淋巴结肿大也不一定是一件可怕的事，反而可以给医生提供诊断的依据。

既然"脾脏"属于免疫系统，怎么能说拿掉它对身体完全没有影响呢？从前有人认为摘除扁桃体对人的健康毫无影响。事实证明，并非如此。很多人拿掉扁桃体后更容易感冒，反复感冒，而且症状更重。为什么？扁桃体也有一定的免疫功能。有的人拿掉阑尾之后身体就突然发胖，消化吸收功能也出现了一些问题。至于女性子宫和输卵管、卵巢切除就更不用说了。经验告诉我们，除非迫不得已，不要轻易地拿掉身体的某一"零件"，它们往往并不像我们想的那样"可有可无"。

中医所说的"脾"，比较准确地说，是一个没有具体位置和形态的抽象的脏器系统。如果硬要与西医相对应，它应该是对应西医所说的除"肝"以外的整个消化系统，甚至还有更大的涵盖面。

中医认为"脾"的主要功能是"主运化"。什么叫"主运化"？就是对营养物质的消化和吸收，特别是吸收。中医认为，"脾""胃"虽为一体，但也有所分工。"胃"主要管"受纳"和"消化"，而"脾"主要管"吸收"。当然，"脾"还有一个"输布"的功能，也是"运化"的组成部分。所谓"输布"，就是输送和敷布，就是把营养物质和水分输送和分配到机体的各个部分。中医强调，对于水液的代谢和输布，起作用的不仅是"肾"，"脾"也在起着重要作用。《素问·至真要大论》说"诸湿肿满，皆属于脾"。广东人有一句口头禅——"湿气重"。看中医，除了"肾亏"，"湿气重"也是中医常挂在嘴边的话。为什么会总是没有胃口，为什么美味佳肴总是引不起食欲？为什么颜面总是萎黄浮肿，两个眼睑如同金鱼眼泡？为什么双腿如陷泥沼之中，沉重难行？为什么脑袋总是如同塞满了破棉花，总是昏昏欲睡，动不起来？这些往往都与"湿气重"有关，与脾的功能有关。

为什么会"湿气重"？"湿"，来自两个方面：一曰"外湿"，一曰"内湿"。

"外湿"，顾名思义，就是自外而来的湿邪，与气候和居处之地密切相关。为什么广东、福建人，甚至整个江南、华南地区的人总觉得自己"湿重"？因为我们的居住地海拔低，气候潮湿，叫"卑湿之地"，"外湿"很重。"内湿"，自然就是指自内而生的湿邪了。我们江南人，特别是岭南人，可以说"天生的"，也就是说基因里就"脾虚"，"内湿"就重；内外夹攻，自然就总觉得"湿气重"了。这也叫"天人合一"吧。"湿气"一重，脾胃功能就受到影响，消化吸收不行了，"运化""输布"功能不行了，就出现了前面所说的那些症状。

中医还认为，脾"开窍于口，其华在唇"，脾"主肌肉"。消化吸收功能好，脾的"运化"功能好的人，他的嘴唇也是红红的、丰满的，而不是萎黄苍白的，他的肌肉也是饱满而强健的，而不是松弛的。

二、脾胃脾胃，相辅相成、难分难舍

在中医的认知里，在我们的日常生活中，甚至可以说在我们中华民族传统文化的基因之中，都是将"脾"与"胃"连在一起的。我们认为，"脾"与"胃"是相辅相成、难分难舍的一对。老百姓也常常说"脾胃""脾胃"，很少将其分成两个概念来思考和表述，即使有时形式上分开了，内在也没有分开。哪怕是西方医学传入并已经成为我们社会的主流医学的今天，这种思考和表述方式还是没有改变。

中医认为，"胃主受纳，脾主运化"，它们共同完成消化吸收以及水谷精气的"运化输布"功能。同时又认为，"胃气主降，脾气主升"。如果升降失常，糟粕不能下行，精气不能上输，也就是"清气不升，浊气不降"，整个脾胃功能就紊乱了。中医还认为，"胃是阳腑，喜润恶燥"。

胃一旦生热，一"燥"，往往就会大便秘结，口舌生疮，舌苔黄而干燥，口臭熏人。又认为"脾是阴脏，喜燥恶湿"。脾一生"寒"，一受"湿"困，阳气就会不振，运化就会不好，往往就会腹痛腹泻，就会形成一层厚厚的舌苔。这里好像是将"脾"与"胃"分开了，其实还是没有分开，不管是我们自己对脾胃的保健，还是医生对我们脾胃的治疗和调理，都无法分开。它不过是在告诉我们：对于脾胃的保健治疗和调理的原则，就是要在"润"与"燥"，"寒"与"热"，"升"与"降"，也就是要在"阴"与"阳"之间保持平衡。其实，这也是中医对整个人体的保健、治疗和调理的基本原则。

我们再来看看新冠肺炎对脾胃的影响。

顾名思义，新冠肺炎，自然病毒首先袭击的是"肺"。但是，这个狡猾的病毒，并没有忽视和放弃对人体的"后勤保障线——脾胃"的打击。从临床上看，许多感染新冠肺炎的患者，一开始呼吸道的症状并不见得十分突出，而表现突出的，反而是消化道，也就是"脾胃"的症状。很多患者，一发病，首先是腹泻、乏力、困倦等脾虚，甚至是脾肾阳虚的症状，老年体弱者尤为突出。进而，才出现呼吸窘迫、干咳少痰、发热等呼吸道症状。然后，消化道症状进一步加重，并与呼吸道症状相互联动，形成恶性循环：便秘、腹胀、高热，呼吸更加急促窘迫；甚至进一步影响心、肾，最终出现意识不清、神昏谵语、多器官衰竭。但也有不少患者，即使在危重状态下，体温也并不很高，只是中低热甚至并不发热，一派典型的阳虚，甚至是阳气衰竭的症状。这些情况都是值得我们重视、深思的。我们战斗在抗疫一线的中医同道们，在新冠肺炎的治疗中，无论是轻型还是普通型，甚至是重型、危重型，都始终重视顾护脾胃，守卫人体的"后勤保障线"。轻型和普通型，他们会根据病情，选用诸如藿香正气散、藿朴夏苓汤、三仁汤，或解表化湿、理气和中以健脾，或宣畅气机、清利湿热以健脾，都是在治肺的同时兼以治脾，甚至是通过治脾以治肺，保卫"后勤保障线"，让其物资充足，运输畅通。

进而又会使用达原饮，或柴胡达原饮，以开达膜原、辟秽化浊。达原饮是中医温病学大家、《瘟疫论》的作者吴又可的名方。此方经历了多次瘟疫的考验，在抗击"非典"的战斗中，它也展现了风采，此次抗疫，此方又立新功，被普遍使用，效果很好。所谓"膜原"，就是人体的半表半里之地。"开达膜原""辟秽化浊"的指导思想仍然是脾肺兼治、顾护脾胃、祛邪扶正。

到了患者便秘腹胀、腑实不通的阶段，我们一线的中医专家又会根据情况选用承气汤系列：或大承气，或小承气，或调胃承气，或"黄龙"，或"新加黄龙"；在用药方式上，或口服，或灌肠，目的都是"通腑实"以"保脾胃"，都是为了捍卫人体的后勤保障线。"脏病腑治"，以治脾来卫肺。

再进而，患者出现了"呼吸窘迫综合征"，甚而神昏谵语、昏迷不醒、脏器衰竭，中医就会选用《伤寒论》的四逆汤、四逆加人参汤，或者根据病情，用上中医的"三宝"，即安宫牛黄丸、紫雪丹、至宝丹等用于急救。或独立进行，或与西医配合进行。此时还是不忘通过鼻饲、输液等方式为患者补充营养，还是在固卫着人体的后勤保障线。

脾肺心肝肾，五脏紧相连

一、脾肺，脾肺，母子相依，娘壮儿肥

中医理论受中国道家思想，特别是《易经》的影响很深，它用原始朴素的"取类比象"的方法，用"五行"学说来解释人体脏腑之间的关系。我们可以看到，中医无论是在理论上还是在实践中，把"关联"看得比"因果"更为重要。

中医把"脾"看成"土脏"，即属"土"；把"肺"看成"金脏"，即属"金"。"金"是从"土"里出来的，"土"生"金"，所以，"土"与"金"是"母子关系"。也就是说，"脾"和"肺"是母子关系。"土得掉渣"，但却朴素而深刻。

一个30来岁的年轻人爬楼梯，如果从第一层连续爬到第五层基本不气喘，说明"肺气"基本还可以，如果爬到第四层，甚至第三层就开始气喘了，那就说明其"肺气不足"了。对于"肺气不足"的人，中医往往不是，或者不简单地只是去"补肺气"，往往是用"健脾益气"的办法来"生肺气"。就是调整你的脾胃功能，让你吃得香，消化吸收好，"脾气"健运，"肺气"自然也就充盈畅顺了。

广东人为什么对黄芪这味中药情有独钟？煲汤用它，煮茶用它，配方用药更是常用它。老百姓一般不叫它黄芪，而称之为"北芪"，即产在中国北方的黄芪，强调它的产地，强调是"道地药材"。就是因为黄芪

这味中药具有"补气而不助湿"的特性。换句话说，就是它不仅能"补气"，而且还能"健脾"，让"脾"不至于因为"补气"而为"湿"所困。这正是身处"卑湿之地"而总是"湿气重"的广东人、岭南人的明智选择。

我到广东已经30多年，也可以算是新的一代"客家人"了。我在临床上就体会到，健脾补气，用黄芪比用人参好。从中药炮制的角度看，直接晒干或者烘干的叫"生黄芪"，而加蜂蜜制过的叫"炙黄芪"。生黄芪不仅能"补气"，而且还能"利水"，"炙黄芪"之"补气"之力大于"生黄芪"，而"利水"之力却减弱了。如果患者气虚得厉害而"湿"又不是那么重，我就会用"炙黄芪"；如果患者"气虚"而兼"湿重"，我就会选用"生黄芪"。实践证明，这样选用，临床上是有效的。其目的，都是为了"补气"，而不误"健脾"，甚至是通过"健脾"来"补气"。"脾"是"母"，"肺"是"子"；"脾"生"气"，"肺"主"气"；"脾"为"生痰之源"，"肺"为"储痰之器"。我们治肺就必须先治脾，起码要脾肺同治，娘壮才能儿肥，儿健才能母安。

现在给大家介绍一首最常用的健脾益气方剂，它就是鼎鼎有名的"补中益气汤"！

补中益气汤由黄芪、炙甘草、人参、当归、陈皮、白术、柴胡、升麻八味药组成，组方简洁，功效和运用却非常不简单。对于此方的详细介绍，留待后解。

二、脾健心安，张口就吃，倒头便睡

我们刚才说了，"脾"属"土"，"肺"属"金"，"土"可以生"金"，所以"脾"是"肺"的"母亲"。那么，"脾"的"母亲"又是何方神圣呢？那就是"心"。从"五行"的归属分类看，"心"属"火"，"火"可以"生土"，所以"心"和"脾"也是"母子关系"。

在临床上，我们会接触到这样一些患者：动则心慌心悸，失眠多梦，或食欲很差，对饮食不感兴趣，或想吃想喝，但"完谷不化"，不能消化吸收，乏力气短，面色萎黄。女性还会经期紊乱，经量减少，或一来月经就如同江河奔腾，控制不住；也有不少人一来就如同下雨屋漏，滴滴答答，淋漓不断，后来就干脆不来了，闭经了。这些女孩往往还很年轻，30多岁，甚至才20多岁，就已经有点河床干涸，甚至油干灯枯的意思了。林黛玉的病根也在于此，在于"心""脾"。这就是我们的老祖宗在《素问·阴阳别论》中所说的"二阳之病发心脾，有不得隐曲，女子不月"。

欲望炽烈而又总是得不到满足，心事重重而又总是得不到纾解，总是面对着水中月、镜中花，其"隐"不得彰、不得宣，其"曲"不得伸、不得展，结果将会如何？自然就是破坏了"心主血""脾生血"的功能，造成气血的衰微，运行的紊乱，也就出现了我们上面所说的那一系列问题。"女子不月"，当然也就不孕不育了。男子何尝不是如此，也会阳痿、早泄、精子质量下降，从而让女方难以受孕。再肥沃的土地，种子质量不行，自然也是不行的。何况土地并不肥沃，种子质量又那么低劣。

对于"心脾两虚"这种"林黛玉系列病"，从中医的认识来看，自然"心"是根本，应该"从心论治"。但中医也从实践中认识到"心为君主之官"，岂是随意可以左右？"心病还须心药医"，但天下哪有治心病之药？古人当然也创制了"朱砂安神丸""柏子养心丸""天王补心丹"等"治心"之方剂，但在实践中效果乏善可陈，让人质疑。倒是另外一首方剂，名曰"归脾汤"，重点在治脾，兼以治心，心脾同治，效果显著，而获得广泛应用。这也是中医入门者的必学必记之方剂。

归脾汤由炒白术、当归、茯苓、炙黄芪、炙远志、龙眼肉、炒枣仁、人参、木香、炙甘草、大枣、生姜共12味药组成，其功能是"益气补血，健脾养心"，其特点是心脾同治，重点在脾。

三、情舒志展，肝和脾顺，气血畅旺

我们说"肝脾"，而不说"脾肝"，因为肝与脾的关系，肝处于主导地位，是这对矛盾的主要方面。前面所说的林黛玉之"心脾"之病，此病也会涉及"肝肾"，特别是"肝"。中医认为，五脏中，肝与人的情志活动关系最为密切。情不舒，志不展，就会造成肝气郁结，气滞血瘀，甚至郁而生火。肝在五行中属于木，脾属土，肝气不疏，肝木就会克脾土。为什么你心情不好，食欲就会下降？为什么暴怒之后就会呃逆、呕吐、胃肠剧烈疼痛，甚至吐血、便血？为什么长期抑郁会慢性消化不良，胁痛、便秘、腹泻？为什么虫草燕窝吃进去一大堆，除了更加腹痛腹胀、头痛失眠外，还是面色萎黄，一副慢性营养不良的容颜？这都是肝气郁结，肝木克脾土，脾之清气不升，胃之浊气不降所造成的。

身、心、灵，灵魂是身心的主导。情舒志展，才能肝和脾顺，才能气血畅旺。

心病还要心药医，仅靠草木之品，来治情志之病，效果可想而知。如果多少还有些作用，我下面可以介绍几个方剂，用以疏解由于肝气不舒而造成的气滞血瘀、肝胃不和等诸多症状，但它们都不能直接解决情志问题。

我向大家推荐几个方剂：一是逍遥散（含逍遥散系列），二是柴胡疏肝散，三是左金丸。

对于这些方剂的解读，留待后文。

四、脾肾脾肾，先天后天，相辅相成

脾为后天之本，肾为先天之本，二者必须相互资助、相辅相成。脾肾合病，多为阳虚。形寒肢冷，面色㿠白，腰膝或少腹冷痛，大便长期不成形，甚至吃什么拉什么，完谷不化，下利清谷。或五更泄泻，或者面浮肢肿，小便不利，甚至水鼓胀滞。舌质淡而嫩，苔白滑或腻，脉沉弱或沉细。这些，都是由于肾之先天不足，肾之阳气不能温煦脾阳，或者是脾之后天久病，脾之阳气不能充养肾阳，先天后天不能相互资助所造成的。脾肾，脾肾，先天后天，一荣俱荣，一损俱损。

对于脾肾合病，脾肾阳虚的治疗，中医是用脾肾合治，温补脾肾之法。但虽为合病，在表现上亦有所偏重，或偏于脾，或偏于肾。当然在治法上也有所侧重。偏于肾者，以水肿为主，多以真武汤之类为治。偏于脾者，以泄泻为主，多以附子理中汤、四神丸治之。

临床上若对应西医病名，偏于肾者，多与慢性肾小球肾炎、心源性水肿、甲状腺功能低下、慢性支气管炎，甚至肝硬化腹水等有关；偏于脾者，则往往与急慢性肾炎、慢性肠炎、肠易激综合征、肠结核等有关。

真武汤：茯苓、芍药、白术、生姜、制附片。

附子理中汤：制附片、人参、炮姜、炙甘草。

四神丸：肉豆蔻、补骨脂、五味子、吴茱萸。

践踏脾胃的一大恶习和一个误区

为了加强对脾胃重要性的认识，本讲，想首先与大家一起来选学几段中医经典中对脾胃的论述。

先看看《黄帝内经》对脾胃的论述：

《素问·灵兰秘典论》："脾胃者，仓廪之官，五味出焉。"

《素问·玉机真脏论》："胃者，五脏之本也。"

《素问·逆调论》："胃不和，则卧不安。"

《灵枢·师传》："胃中热，则消谷，令人悬心善饥。"

《灵枢·本神》："脾气虚，则四肢不用，五脏不安；实则腹胀经溲不利。"

《素问·至真要大论》："诸湿肿满，皆属于脾。"

再看看其他中医经典和中医大家对脾胃的论述：

《难经·四十二难》："脾裹血，温五脏。"

《伤寒论》："见肝之病，知肝传脾，当先实脾。"

李东垣《脾胃论》："元气之充足，皆由脾胃之气无损伤，而后能滋养元气，若胃气本弱，饮食自倍，则脾胃之气即伤，而元气亦不能充，而诸病之所由生。"

叶天士："腑宜通，即是补。"

张景岳《景岳全书》："人之始生，本于精血之源；人之既生，由于水谷之养；非精血，无以立形体之基；非水谷，无以成形体之状；精血之司在命门，水谷之司在脾胃。"

以上这些文字均不艰深，大家可以认真学习、细细品味，我就不多作讲解。

我不是营养学家，我不想告诉大家吃葡萄是不是应该吐葡萄皮，吃花生是不是应该剥掉红衣，到底是应该吃素还是吃荤，我只想从我们饮食的现状出发，与大家来讨论几个问题。

我们的饮食现状是什么呢？可能说的是极端现象，但即便如此，也应该引起我们的警觉。我们的饮食现状，可以概括为两个最典型的特点：其一，是一个恶习，即胡吃海喝，暴殄天物，自食其果；其二，是一个误区，即不知所食，守着粮仓，营养不良。

一、胡吃海喝，暴殄天物，自食其果

今天，对于中国人来说，食不果腹，吃不饱饭的日子已经一去不复返了。14亿人口的大国解决了温饱问题，这是非常值得骄傲和自豪的。我们要格外珍惜。我们要特别汲取一部分"站在金字塔高处"的人的教训，他们非山珍海味、奇珍异兽、法国鹅肝、日本神户牛肉不吃，非茅台、五粮液、路易十三、大小拉菲不喝。吃得脑满肠肥，喝出肝脏损伤；吃得人格丧尽，喝进高墙之内；吃得家门不辨，喝得妻离子散。

许多上班一族，平时用餐过分匆忙、简单，只是填饱肚子了事。一到下班或节假日就三五成群聚在一起胡吃海喝一顿，吃一顿"报复性补偿"。结果当然就是"花钱买罪受"。你不善待脾胃，脾胃怎么善待你？许多人年纪轻轻，就患上了胃炎、胃溃疡，甚至胃癌、肠癌、肝癌。无不与胡吃海喝，只顾大饱口福的不良饮食习惯有关。

大自然善待人类，人类如果以怨报德，暴殄天物，最终将自食其果。毛蚶美味，本已被人类污染，上海人还要生食其肉，而且还要挖干淘尽，斩尽杀绝，片甲不留；结果弄出个甲肝大流行。广东人吃龙（蛇）、吃虎（猫），将其放在一起煲汤，美其名曰"龙虎斗"。这还不够，还要吃果子狸。虽然至今没有果子狸，或其他某一野生动物与"非典"有必然联系的有力证据，但这种"灭绝物种"的吃法，最终"遭天谴"则是必然的。

"暴殄天物"的另一种形式就是恣意浪费。有报道说人类生产的粮食有三分之一是被浪费掉的。何止是粮食，各种食物无不如此。你看看餐馆，以及单位、学校食堂每天运出去的剩饭剩菜就知道了。天哪，是整车整车地运，数以吨计地运出去啊。我们经常在谈论"地沟油"的危害。"地沟油"实际上已经形成了一条黑色产业链，而这产业链的第一道工序，就是我们自己，是我们每天制造的大量剩饭剩菜啊！这是不是也可以说是暴殄天物，自食其果？

二、不知所食，守着粮仓，营养不良

我们经常会被这样一些问题所困扰：粗粮该不该吃？营养学家甲（下简称"甲"）说：该吃，因为营养丰富；营养学家乙（下简称"乙"）说：不该吃，因为难消化。听谁的？水果是饭前吃，还是饭后吃？甲说饭前，说出一番道理；乙说饭后吃，也说出一番道理。听谁的？花生的红衣到底该不该剥掉？甲说：必须剥；乙说：无须剥。听谁的？中医说，动物内脏好，可以"以脏补脏"；西医说，动物内脏不好，因为胆固醇高。我们听谁的？还有营养学家告诉我们，每天摄入的食材必须20种以上，各种食材的比例应该是多少，各应该是多少克，要用秤来称。你们谁能做到？我们常常还会看到，同一本书，同一位专家，在什么东西该吃，该怎么吃的问题上，往往会前后打架，自相矛盾。

本来一个并不复杂的问题，被一些专家弄复杂了。"食色，性也"。吃，我们的祖先几千年来积累了丰富的经验，创造了灿烂的饮食文化，同时也学习吸收了世界各国各民族的先进的饮食文化，我们一代又一代人在日常生活中学习、积累，也在日常生活中享受，顺其自然地进行，其实也无须人教。现在倒好，甲说，乙说，丙说，丁说，这说，那说，东说，西说，把我们说得晕头转向、不辨东西、不知所食，让我们很多人面对丰富的食物而不敢下口，守着粮仓而营养不良。特别是这些年来，许多人，尤其是一些中老年人，听信了一些半吊子营养学家的说教，视胆固醇为洪水猛兽，肉食不敢碰，吃鸡蛋要剔掉蛋黄，结果搞得营养不良。不要说像"非典""新冠"这样的狂风暴雨，就是普通的感冒，稍有风吹草动，也抵御不住。其实，胆固醇对我们的健康是非常重要的，它的作用并不都是负面的。胆固醇低的人往往缺乏活力，而且低胆固醇也是许多恶性肿瘤发病的重要原因。

说到这里，我还要提到两位中国人。这是两位伟人，一位是毛泽东，一位是周恩来。

1960年4月，周恩来访问印度，在记者招待会上，一位来自北美的记者提了一个问题："您作为一个62岁的人，看起来气色异常好，您如何注意自己的健康？是否经常运动？或者有特别的饮食？"

周恩来总理回答说："谢谢你！我是一个东方人，我是按东方人的生活方式生活的。"

毛泽东主席1975年5月3日对政治局的委员们说："教育界、新闻界、文化艺术界，还有好多啦，还有医学界，外国人放个屁都是香的，害得我两年不能吃鸡蛋，因为苏联人发表了一篇文章，说里面有胆固醇。后来又一篇文章说胆固醇不要紧，又说可以吃了。月亮也是外国的好，不要看低教条主义。"

我们的老祖宗两千多年前就在《素问·脏气法时论》中说："五谷为养，五果为助，五畜为益，五菜为充，气味合而服之，以补精益气。"又说："谷肉果菜，食养尽之；无使过之，伤其正也。"这是在告诉我们，食谱一定要"杂"，各种谷物、肉类、果蔬都要吃，要"气味合而服之"，才能"补精益气"。同时，又"无使过之"，否则会伤人的正气。这是提醒我们勿过量、勿偏废。孔子还有"八不食"的饮食主张，概括起来就是食材要新鲜，要合乎时令，加工烹调要合理等。

我们的祖先在这个问题上只画了个粗线条，画了个大框架，没有像西方营养学家那样搞得那么细。是粗好，还是细好？我只能说，我们的祖先很聪明，"粗"是务实的，是明智的。饮食，只能因时、因地、因人而异，适合自己的就是最好的，不可能有适合所有人的金科玉律。何况，"细"的所谓"科学依据"，有的也是不充分、不可靠、不全面的，甚至是伪科学。关于这方面的证据俯拾即是。

　　合理而均衡的饮食是脾胃的最爱。什么是合理而均衡的饮食？春夏秋冬，有所差异；东西南北，各有不同，"一方水土养一方人"，年龄、职业、性别、身体素质均有各自需要。怎么可能整齐划一？适合自己的合理均衡的饮食，有心人肯定可以在生活实践中逐步找到。千万不能轻信一些"专家"的误导而进入误区，守着粮仓而不知所食，反而营养不良。

对脾"方""针"

我们强调一下，中医不仅认为五脏之间有相生相克的关系，紧紧相连；而且脏腑之间，也有相对应的"表里"关系，也是紧紧相连的。肾与膀胱相表里，膀胱为肾之"表"，肾为膀胱之"里"；肝与胆、脾与胃、肺与大肠、心与小肠，它们之间都有这种"表里"关系。这种关系，也是一种相互配合的关系，所以，也称其为"相合"。

这看起来又有些"玄"，其实它正是中医整体观的具体体现。这不仅对于人体的生理病理的解释有重要意义，而且在临床治疗上，更为我们提供了广阔的空间，也为我们提供了取得更好疗效的可能。

在新冠肺炎的抗疫中，我们的许多中医专家就在这方面为我们提供了很多生动的例证。

朋友，当你自觉地、习惯地把五脏六腑作为一个整体合在一起来思考和对待的时候，你实际上已经在一步一步迈进了中医的门槛。

我们的对脾"方""针"就是建立在这种思想基础上的。

一、方药

（一）脾肺方药

1.补脾肺之气的方药

（1）君子汤系列

①四君子汤

组成：人参、白术、茯苓、甘草。

本方是治疗脾胃气虚的基础方。临床以气短乏力、面色萎黄或㿠白、舌淡苔白、脉虚弱为特点。本方运用极其广泛，可以用于一切气虚之证。

②异功散

异功散即四君子汤加陈皮。常加生姜、大枣同煎。此方在上方基础上，又加上了行气化滞的功能。

③六君子汤

六君子汤即四君子汤加陈皮、半夏。也可加生姜、大枣同煎。本方又在四君子汤的基础上，加强了燥湿化痰的功能。

④香砂六君子汤

香砂六君子汤即六君子汤加砂仁、木香。本方又进一步加强了健脾温中、行气化痰的功能。

（2）补中益气汤

组成：黄芪、人参、甘草、陈皮、白术、柴胡、升麻。

功用：补中益气，升阳举陷。

这是一首临床运用极为广泛的千古名方。

20世纪60年代，我在学习中医时遇到一位民间医生，叫毛玉贤，人称"毛神仙"。此人识字不多，但临床疗效突出。一辈子几乎就用一个补中益气汤加加减减治疗内外妇儿各科疾病。所以，也有人称"毛补中"。后来，他被贵阳医学院聘为教授，带了许多学生，只要他一坐诊，患者就排成长龙，蔚为壮观。诸君可从此悟出一点什么？

本人在此方的运用上，也积累了一些心得。我将和大家逐步交流，现举一例：顽固性便秘，经用诸方诸药无效，我用补中益气汤，重用白术，再加上炒枳实，取得奇效。为什么一个升阳举陷的方子反而能让大便通下呢？大家可以思考。

2. 温中祛寒健脾的方药

（1）理中汤（丸）

组成：干姜、人参、白术、甘草。

功用：温中祛寒，补气健脾。

本方为温中健脾，治疗中焦虚寒的基础方。

临床常常用于胃脘绵绵作痛、呕吐、便溏、畏寒肢冷、舌淡苔白、脉沉细为特点的一类疾病。现代临床经常用于西医所说的急慢性胃炎、胃下垂、慢性结肠炎、小儿肠痉挛等症。

（2）小建中汤

组成：桂枝、甘草、大枣、白术、生姜、饴糖。

功用：温中补虚，和里缓急。

本方主要治疗中焦虚寒、肝脾不和之证。这是《金匮要略》的名方，此方运用广泛，而且可以加减组合成许多新的方剂，以后我们在学习中再逐步介绍给大家。

大家注意，一理中、一建中，着眼点都在"中"。"中"者，中焦脾胃也；但"理"和"建"侧重有所不同。希望大家在学习中慢慢理解。

3. 健脾除湿的方药

（1）藿香正气散

组成：大腹皮、白芷、紫苏、茯苓、半夏、白术、陈皮、厚朴、桔梗、藿香、甘草、生姜、大枣。

功用：解表化湿，理气和中。

本方主治外感风寒、内伤湿滞之证。临床上可见恶寒发热、头痛、胸膈满闷、脘腹疼痛、恶心呕吐、肠鸣泄泻、舌苔白腻。此方还常用于山岚瘴疟之症。

此方在这次新冠肺炎抗疫中，也表现突出。

（2）完带汤

组成：白术、山药、人参、白芍、车前子、苍术、甘草、陈皮、荆芥穗、柴胡。

功用：补脾除湿，化浊止带。

本方是中医妇科圣手傅青主的名方，临床上用于多种妇科炎症，非常有效。妇科炎症，为什么要在脾胃一章提到呢？大家也可以思考一下。

（二）心脾方药

归脾汤

组成：白术、当归、茯苓、黄芪、炙远志、龙眼肉、炒酸枣仁、人参、木香、炙甘草，加生姜、大枣同煎。

功用：益气补血，健脾养心。

我称此方专治"林黛玉病"，大家应该懂。在临床上我以此方为基础，加减治疗多种原因所致的睡眠障碍，效果很好。

（三）肝脾方药

1.四逆散

组成：炙甘草、炒枳实、柴胡、炒白芍。

功用：透邪解郁，疏肝理脾。

本方特点是肝脾同治、气血共调、升清降浊。这是一个运用广泛的疏肝理脾基础方。此方在临床上，往往治疗多种与情志相关的疾病。

2. 逍遥散

组成：柴胡、当归、茯苓、炒白芍、炒白术、生姜、薄荷、炙甘草

功用：疏肝解郁，养血健脾。

大家可以看出，本方和上面的四逆散，有着源流关系。本方在治疗与情志相关的多种疾病和多种妇科疾病方面，往往有奇效。本方还可根据病情加减为丹栀逍遥散、黑逍遥散等，组成系列方剂，以扩大它的临床应用范围。

3. 柴胡疏肝散

组成：柴胡、枳壳、白芍、炙甘草、香附、川芎。

4. 左金丸

组成：吴茱萸、黄连。

5. 痛泻要方

组成：白术、白芍、陈皮、防风。

功用：补脾柔肝，祛湿止泻。

本方是治疗肝脾不和、疼痛腹泻的常用方。临床上常用于以肠鸣腹痛、大便泄泻、泻必腹痛、泻后痛缓为特点的多种疾病。这种病在脉象上很有特点，往往是左弦右缓。

（四）脾肾方药

1. 真武汤

组成：茯苓、白芍、白术、生姜、制附片。

功用：温阳利水，温补脾肾。

本方是温阳利水、脾肾同治、以治肾为主的代表方。本方组方简

约，而疗效神奇，常用于一些疑难杂症，比如西医所说的慢性肾小球肾炎、心源性水肿、甲状腺功能低下、老年慢性支气管炎、慢性肠炎、肠结核等。

2. 四神丸

组成：肉豆蔻、补骨脂、五味子、吴茱萸。

功用：温肾暖脾，固肠止泻。

这也是一个脾肾同治，以治脾为主的名方，组方简约，疗效显著。临床上常用于西医所说的慢性结肠炎、肠结核、肠易激综合征等顽固性疾病。

民间所说的"五更肾泻"，中西医百治无效，一用此方，往往效如桴鼓。

（五）泻下通腑方药

承气系列

①大承气汤

组成：酒制大黄、厚朴、枳实、芒硝。

功用：峻下热结。

此方是中医峻下的代表方。往往用于"痞""满""燥""实"的热结重症。"痞"，自觉胸脘闷塞压重；"满"，指脘腹胀满；"燥"，肠中燥屎宿便，干结不下；"实"，腹痛拒按。这种患者往往潮热高热，甚至昏迷谵语。此方，常常用于各种重症。在新冠肺炎抗疫中，也派上了用场。

大承气汤的运用要注意"痞""满""燥""实"四症俱全，舌红苔黄、脉沉实有力为要点，不可轻用，因此方峻猛，易伤元气。

为解决各种不同体质和病症的胃腑不通问题，古人又演化出以下汤剂，大家应在学习中逐步领会并实践。

②小承气汤

③调胃承气汤

④大黄牡丹皮汤

⑤大黄附子汤

⑥温脾汤

⑦黄龙汤

⑧新加黄龙汤

二、针灸

主要穴位及手法推荐：

足太阴脾经：三阴交、阴陵泉、血海、隐白、公孙。（图 2-2）

足阳明胃经：足三里、丰隆、天枢、内庭。（图 2-3）

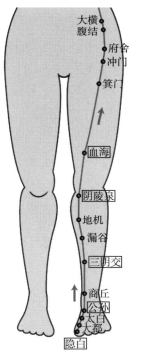

图 2-2　足太阴脾经穴位

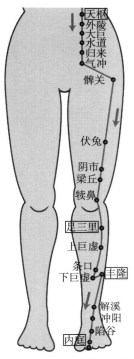

图 2-3　足阳明胃经穴位

足太阳膀胱经：脾俞、肺俞、肾俞。（图 2-4）

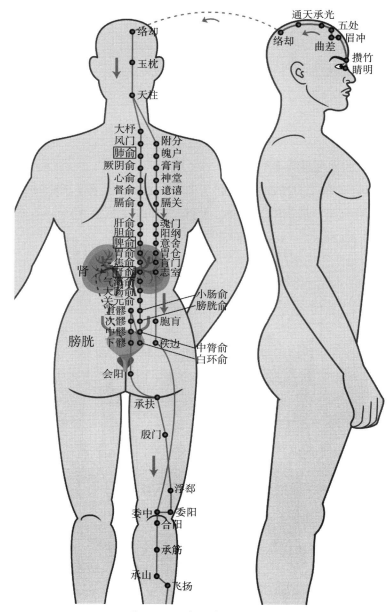

图 2-4　足太阳膀胱经穴位

足少阴肾经：涌泉。（图2-5）

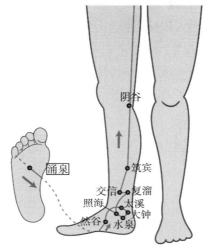

图 2-5　足少阴肾经穴位

任脉：关元、气海、中极、神阙、中脘。（图2-6）

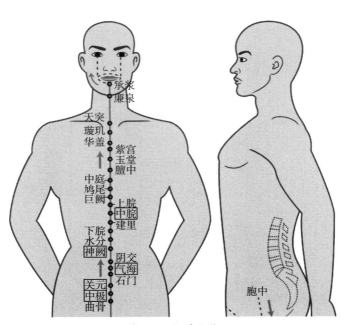

图 2-6　任脉穴位

手少阳三焦经：支沟。（图2-7）

以上穴位，随症组合，灵活运用。或针，或灸，或针灸并用；或补，或泻，或补泻兼施；因人因症，甚至因时，灵活配方，灵活运用。

以上对脾方针的运用，实际上已经体现出中医"有"和"无"的特点，大家在实际运用中会进一步得到印证，并加深体会。

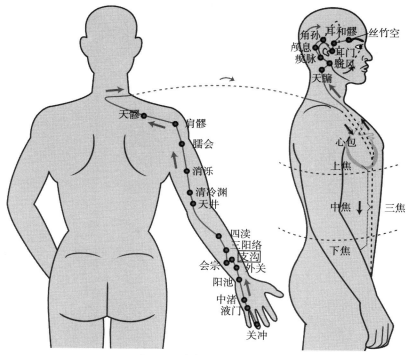

图 2-7　手少阳三焦经穴位

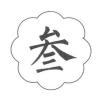

养肝护肝，不让
"人体枢纽"失控

各位，我们在前面说到肾是"先天之本"，如同我们的"战略物资储备"；"脾"是"后天之本"，如同我们的"后勤保障线"。本章我们要讲的是"肝"。这又是一个什么样的角色呢？西医的"肝"，从解剖学和生理学上来看，它是一个实体脏器，是负担着新陈代谢功能的人体最重要的器官。从这一点看，西医的"肝"和中医的"肝""主藏血"的功能基本相似。各位联系零章，可以看成是中医的"有"。而中医的"肝"的含义更广，是一个既具体又抽象的脏器系统。比如"肝主疏泄"的功能，就与西医的肝脏功能有很大的差异，甚至有点"玄"了。回顾零章，可以说，就是所说的"无"了。

第一节 | "主疏泄""主藏血""出谋虑"的"将军之官"

一、肝，精密而繁忙的"人体化工厂"

现在我们仍然先从西医的角度来谈谈肝脏。

成人肝脏的平均重量在 1.5 公斤以上，相当于成人体重的 2%，是人体最大的内脏器官，也是人体担负新陈代谢功能的最重要的器官（图 3-1）。它具有储藏、解毒和代谢的功能，将脾胃经消化吸收而输送过来的物质进行"三化"处理，即"无毒化""精细化""均衡化"处理，才为身体各部所用。

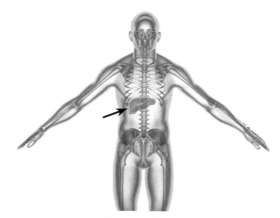

图 3-1 肝脏

肝的"无毒化"工作，也就是它的"解毒"功能，是没有上下班之说的，是"白加黑""5+2"，永不停歇的。我们所说的"精微物质"，其实就是血液。血液不停地流动，肝就不停地"解毒"，而身体在新陈代谢中又不断地产生新的毒素，肝又不停地"解毒"，周而复始，永不停息。

从消化道，即"脾胃"输送而来的物质，虽然已不是原始的鸡鸭鱼肉和五谷杂粮，已经是可以称为"血液"的物质，但这种"血液"还是比较粗放的，还必须经过肝的"精细化"处理。肝会用"氧化""还原""水解""结合"等多种生物化学方式对其进行处理。这种处理的方式和过程，如同一座精密的人体化工厂。同样，这座"精细化"的人体化工厂也是 24 小时不停工作的。

肝还有将精微物质（血液）做"均衡化"处理的任务和功能。这种"均衡化"工作也不是"一锤子买卖"，也是在动态中不停顿地进行的。中医所说的"肝藏血"，就是指肝脏具有储藏和调节血液的功能，也就是肝的"均衡化"的功能。

所谓"均衡化"，并非"平均化"，而是更加合理和务实。你白天运动和工作，就给你，你晚上休息睡觉，就收回来。运动员，特别是球类、田径、游泳等竞技运动员的心脏、肺、四肢将会较常人得到更多的血液供应，而科学家、作家、学者的大脑也会得到特殊的照顾，享受"特供"，如此等等。

进入肝的"粗放"的血液和由肝出去的"精细"的血液并非只是通过大血管以"江河奔腾"的形式进行的，更多的是通过无数的细而又细的毛细血管以"润物细无声"的方式来进行的。如果我们再来研究它的解剖结构，肝脏"血供"（入）和"供血"（出）的特点，就会进一步发现，肝，无论是"硬件"（结构），还是"软件"（工作方式），都可以说是十分精密的。前面我们已经说过，肝总是"5+2""白＋黑"不停地工作；特别是我们处于睡眠状态时，它更是以加倍努力的工作来换取我们精力充沛的新的一天，来迎接明天新升起的太阳。所以我们说，肝，是当之无愧的精密而辛劳的"人体化工厂"。

二、肝，把控"人体枢纽"的威武将军

现在，我们又回过来，从中医的角度来谈"肝"。

肾，是先天之本，是战略物资储备，不能轻易动用，更不能恣意耗散；脾，是后天之本，不仅要保持物资充足，而且还要保证输送畅旺。"先天"和"后天"之间，又是相互资生、相辅相成的。明代著名中医学家张景岳说："人之始生，本于精血之源；人之既生，由于水谷之养；非精血无以立形体之基，非水谷无以成形体之状。精血之司，在命门，水谷之司，在脾胃。"金元时期的中医大家李东垣也说："元气之充足，皆由脾胃之气无所伤，而后能滋养元气，若胃气本弱，饮食自倍，则脾胃之气既伤，而元气亦不能从，而诸病之所由生也。"他们所说的都是肾和脾之间、先天与后天之间的关系。但是，仅仅如此显然是不够的。脾和肾之间，后天和先天之间，乃至身体的五脏六腑之间、四肢百骸之间、气血津液之间、十二经脉之间、肌肤腠理之间、水火之间、阴阳之间：整个人体需要一个闸门、一个开关、一个枢纽，来进行调控。这个闸门、这个开关、这个枢纽，在哪里呢？这就是，我们中医所说的五脏中的"肝"。

中医传统理论认为，肝的主要功能是"主疏泄"和"主藏血"。所谓"主"，就是指"疏泄"不是放任自流的，是需要控制和调节的；"藏血"也不是盲目的、毫无计划的，也是要控制和调节的。这，就是"主"。那么，由谁来"主"呢？就是"肝"。而"疏泄"和"藏血"之间，也是相辅相成、相互为用的。一"疏"，一"藏"，配合默契。这也由肝来调控，由肝来"主"。

肝，既要"主疏泄"，又要"主藏血"，是当之无愧的"人体枢纽"。肝，"5+2""白＋黑"不停地工作，十分辛苦。所以《素问·六节藏象论》称"肝为罴极之本"。为什么叫罴极之本呢？历代医家们对于"罴极"的注解各不相同。我的医古文和文献学老师刘奕超先生曾经为此专

门撰文，在《中医杂志》上谈了自己的见解。先生从训诂学入手，认为"罢"即"罷"也，即"疲"；先生还援引了《离骚》《史记》《世说新语》等的有关的篇章作为佐证，认为"罢极"应解释为连文，解作"疲困、劳累"，而"肝为罢极之本"，就应解作"肝是支持人体耐受疲困、劳累的根本"。我是支持老师的见解的。

"肾为先天之本""脾为后天之本"，现在再加上一个"肝为罢极之本"，这不仅仅在中医理论上能得到合理的解释，同时在中医临床上，也有指导性的意义。

肝，这位把控枢纽的角色，极具个性，中医把它叫作"将军之官"。他如同一位威武庄严的将军，有勇有谋，善于决断，敢于担当。正如《素问·灵兰秘典论》所言："肝者，将军之官，谋虑出焉。"出什么"谋虑"？就是调度，就是调节，就是把控，就是掌握，就是"人体枢纽"。

又是五脏六腑，又是水火阴阳，又是四肢百骸，又是气血津液，人的全身都需要"肝"这个将军来调度，都需要"肝"这个枢纽来调控，由肝来"主"。那么，控制"肝"这个枢纽的枢纽也就是开关中的开关，或者说，这个"总枢纽"，这个"总开关"，又是何方神圣，它又在哪里呢？中医认为，是"气"。诚如，《素问·举痛论》所曰："百病皆生于气也。"而且还更具体地说："怒则气上，喜则气缓，悲则气消，恐则气下，寒则气收，炅则气泄，惊则气乱，劳则气耗，思则气结。"

明代医家张景岳更在其所著的《类经》中进一步阐述："气之在人，和则为正气，不和则为邪气。凡表里虚实，逆顺缓急，无不因气而致，固百病皆生于气。"

从这里我们可以看出，其实，不仅是"看出"，而是我们从生活经验中也可以"悟出"，可以体会到："和"与"不和"是关键，是"气"成为"正气"还是"邪气"的关键。而"和"与"不和"固然与外在因素有关，诸如风寒暑湿燥火等对"气"的影响，但关键还是在于我们自己的内因——或怒，或喜，或悲，或惊，或思等。人非草木，孰能无情？但也不能太"过"，一过就会造成内生的邪气。不仅是怒、悲、惊、恐、忧、思不能"过",就是"喜"也不能过。《儒林外史》范进中举的故事，大家都很熟悉。范进就是因为屡试不中，突然中举大喜过望而发了疯癫。所以，我们也可以这样说：百病皆生于气，而百气皆生于情，情在影响着气，控制着"气"。进而，再思考：又是什么在影响"情"呢？自然是"心"。而"心"又与什么有关呢？是信仰，是志向，是站位，是心胸，是格局。这又回到我们常说的一句话了：修身先修心，修心先立志。一个志向高远的人，自然心胸开阔，"不以物喜，不以己悲"，情商就会比较高，为人处世就会比较豁达，情绪就会比较稳定，"气"就会"和"，这就是"正气"。对"肝"的健康就有利，对全身健康的调控，也就会有利。"正气"对"肝"是最好的养护。有正气，"肝"这个"人体枢纽"就不会失控；而邪气胜过了正气，就会破坏"肝"这个"人体枢纽"的调控功能。所以，也可以这样说：养肝护肝的根本还是在于养护自己的"正气"。

威武将军之好与恶

一、肝，拒绝张扬，反对抑郁，反对过劳

肝，极具个性。它，阳光而有血性，但又拒绝亢奋和张扬；它，平和而淡静，但又反对抑郁和低沉。中医把它叫作"将军之官"，它真如同一位庄严威武的将军，阳刚而又稳重，善于决断，敢于担当。肝，"主疏泄""主藏血"，日夜不停地"5+2""白＋黑"地工作，中医又把它称为"罢极之本"，是不能过分劳累的。

热烈而平和的心态是肝的健康的重要标志，同时也是维护与促进肝的健康的最佳心理环境，这是一个良性循环。中医把肝归属于五行中的"木"，也就是"木脏"。也就是说，我们的肝如同参天的树木，在春天阳光的照耀下，在春雨的滋润下，就会蓬勃生长、充满生机。但是，如果阳光过于炽烈而又缺乏水分，过分干燥，阳气太过而阴气不足，它就要"生火"了。反之，如果总是阴气沉沉，阴雨连绵，甚至大雨滂沱，"树木"总是沉浸在水中，阳气不足而阴霾笼罩，它就会抑郁而难以生存了。过分地劳累，超出了肝的承受能力，同样也是不行的，也是会置人于死地的。

我们现在来看看，《三国演义》中的周瑜、王朗，乃至诸葛亮，《红楼梦》中的林黛玉之病亡，其实病根都在"肝"上。只是表现的方面不同而已。

大家应该都熟知《三国演义》中"三气周瑜"的故事。诸葛亮三气周瑜，以致其"怒气填胸，坠于马下"，就是利用周瑜的性格弱点，人为地制造心理环境，以致其"肝气横逆""肝阳上亢"，暴病而亡。

还有一位魏国的老臣，名叫王朗，诸葛亮也是利用其"好面子"的心理弱点，在阵前将其活活骂死、活活气死。

曹雪芹笔下的林黛玉长期抑郁，抱着病弱之躯苦葬落花，同时也埋葬了可怜的自己。

周瑜死在过于亢奋张扬上，王朗死在脸皮太薄、不够豁达上，而黛玉夭折在"隐曲"不得伸展的抑郁上。周瑜也好、王朗也好、黛玉也罢，病根其实都还是在"肝"上。心肝，心肝，心肝宝贝，心不能伤，肝也是不能伤的。

我们再看《三国演义》中的司马懿，他就不上诸葛亮的当。公元234年（青龙二年），诸葛亮率十万之众出斜谷第五次伐魏。司马懿率军坚守与之对垒，"坚壁拒守，以逸待劳"，相持百余日而不出战。诸葛亮重施"三气周瑜""骂死王朗"的老套路，派人给司马懿送去妇人的服装，对其进行羞辱、讥笑，想激怒他出战，而司马懿不仅不发怒，反而是一笑了之。更难得的是，司马懿看准了诸葛亮的弱点，他说，"亮志大而不见机，多谋而少决，好兵而少权"，他还进一步了解到，诸葛亮每天进食极少，事必躬亲，"打二十军棍以上的处罚，都是诸葛公自己批阅"。司马懿既控制了自己的情绪，又抓住了诸葛亮的软肋，终于熬垮、拖垮了诸葛亮。诸葛亮于公元234年病逝于五丈原（今陕西宝鸡附近），年仅54岁。司马懿却活了73岁，这在当时已经是很高寿了。

周瑜死于过于亢奋张扬；王朗死于好面子、放不下身价；林黛玉夭折在隐曲不得伸展的抑郁上；诸葛亮也是由于忧思过度，伤了心脾，又事必躬亲劳累过度，伤了肝肾。"脾为后天之本""肾为先天之本""肝为罢极之本"，诸葛亮把这三个根本都动摇了，最后"油尽灯枯"。诸葛亮虽然实践了他"鞠躬尽瘁，死而后已"的诺言，但是毕竟令后人痛惜，大诗人杜甫也发出了"出师未捷身先死，长使英雄泪满襟"的感叹！

再反过来看，司马懿的成功，很大程度上在于控制住了自己的情绪，也就是说把控住了"人体枢纽"，保护了自己的"肝"。

其实，在同一个人的身上，往往也会亢奋张扬和抑郁不畅同时存在。我们常常会看到这样一种人：对人对己都非常冷淡，闷闷不乐，没有血性；但突然又会非常热烈、亢奋、张扬、急躁易怒，一点小事就怒气冲天，大发"无名之火"。我在临床上经常会遇到这样的患者，以女患者居多。反复做各种检查，查不出什么名堂，但从早到晚整个肋骨，从胸腔到腹腔，总是在闷闷作痛，有时还刺痛、烦闷欲死，有时又突然爆发、大发脾气。这样的情绪影响了身体，身体又反过来影响情绪，形成恶性循环。很多肝病，甚至肝癌，在形成过程中，都往往有这样一个不断反复的恶性循环的过程。这不是吓唬人，是经验之谈。再就是乳腺方面的疾病，乳腺增生、结节、囊肿之类，有些人迷信外科手术，结果是挖了又长，长了再挖，整个乳房挖成了"防空洞"。应该说，还不如防空洞，乳房外表只剩下了一层薄薄的皮。

其实，还有好多疾病，特别是内分泌和免疫系统的疾病，往往也都与"肝"有关。甲状腺结节，无论是单发的，还是多发的，甲亢、甲减，甚至红斑狼疮等，这些疾病的患者，情绪不是低沉抑郁，就是亢奋张扬，或者二者兼有。对这些患者首先要进行心理疏导，同时用中医的柔肝养血养阴、疏肝理气化瘀等法进行治疗，效果都比单纯的西医治疗要好。

对于糖尿病，现在许多中医专家，甚至许多西医专家提出了"从肝论治"的观点。这不仅在理论上是站得住脚的，实践证明在临床上效果也是好的。事实证明，糖尿病患者的病因、病情的轻重、治疗的效果，无不与其心理状态紧密关联。

至于冠心病、高血压，甚至"心梗""脑梗"之类的心脑血管疾病，与肝的关系就更为密切了。《素问·至真要大论》说"诸风掉眩，皆属于肝"，主要指的就是这类疾病与肝的关系。

我们养肝护肝的首要任务、重中之重就是要加强自我修养，通过长期的努力和锤炼，养成并保持积极阳光而又平和淡定的心态。

二、肝，最反感"用青春赌明天"的人

我们经常会看到一些年轻人，只有 30 多岁，甚至更年轻，但看上去如同 40 多岁，甚至 50 多岁。女孩子怎么美容，怎么用脂粉，男孩子怎么穿着时髦，也无法遮掩他们苍白萎黄的颜面和发黑的眼圈，他们已经未老先衰了。他们抽烟、酗酒、K 歌、打麻将、玩游戏机，一玩就是半夜，甚至通宵达旦；他们过分热衷于男女之事，放纵情欲，耗散肾精，损伤肝血。临床实践证明，诸多肝病，如肝炎、肝硬化、肝癌，不仅与长期的不良心理环境密切相关，也与长期的不良生活习惯，诸如抽烟、过量饮酒、熬夜、放纵的性生活等密不可分。还有我们前面说过的诸多与"肝"有关的疾病，如甲状腺疾病、乳腺疾病、糖尿病、心脑血管疾病等，不仅与长期的不良心理环境密切相关，也同样与长期不良的生活习惯紧密相连。

三、肝，希望你不要过分追求"完美"

话说回来，也不是所有熬夜、抽烟、喝酒的人都在盲目地以"青春赌明天"，也有不少人是"出于无奈"。拿熬夜来说，我看现在是从孩子就开始了。很多小学二三年级的小孩晚上写作业要写到 11 点以后，负责任的父母，往往都要一同"陪写"，自然也要到 11 点以后。五六年级就更晚了，初中、高中就更不用说了。周末、节假日也几乎全被剥夺了，孩子们的体质普遍下降。社会、学校、老师给孩子们的压力实在太大了。教育在不断改革，学校在不断给学生"减负"，但看不到实效。

社会、学校、教师有责任，我们的家长有没有责任呢？我看不仅有，而且很大。孩子们的父母，还包括爷爷奶奶、外公外婆都望孩子成龙成凤，太过分地追求完美。

这里，我想谈一下我当学生的体会，我说的是在校园里，规规矩矩

地当全日制学校的学生。从小学到读博士，这种学生我当了 20 多年，经历过大大小小的考试、答辩，也可以说是"身经百战"了。不要说现在回想，就是当时的感觉，即各学科的设置，许多考试，甚至一些答辩，也是挺无聊的，不合理的。没办法，要毕业，要拿文凭，要拿学位证书啊，还得用点功。"用点"而已，不是那么"很用功"。我上学时成绩还不错，但不是最优秀、最拔尖的那种，有时还会"投机取巧""耍点小聪明"。

我有两个比较固定的观点：一个是只要 60 分、80 分，不要 100 分。我发现，拿 60 分、80 分，对我来说比较轻松，而拿 100 分就相当困难，必须在 60 分、80 分的基础上再付出 200%、300%，甚至 500% 的时间和精力。我觉得挺不划算，何况我也没有那么多时间和精力。第二个观点是，熬夜是一种愚蠢的行为。你为什么要熬夜？一是你的效率低，白天的时间不够用。二是你不抓紧，白天晃晃悠悠，夜里又来苦苦地煎、苦苦地熬，这是何苦？

这两个观点，其实是体现了两种观念：一种是不要追求完美，一种是要讲效率。这两个观念对肝脏的健康是非常有利的，如果再加上不抽烟不酗酒，它实际上就构成了养肝护肝的第二道防线。第一道防线是加强修养、控制情绪。

当然，因为工作性质，有的人不得不熬夜，有的人甚至是长期上夜班，怎么办？肯定肝是不高兴的。你应该跟肝说清楚，你是不得已，而不是跟肝宝贝儿"对着干"。你应该与它有个"君子协定"：长期上夜班的，要把自己的生物钟调过来，即夜里工作，白天睡觉。白天睡觉的时间和睡眠的质量要尽量得到保证。不得不熬夜的，之后也要尽量把睡眠补上来。熬夜如同借贷，不能借了不还。就是还也未必还得清楚。还有，就是不能抽烟和酗酒。现在很多年轻人把抽烟和酗酒当成一种时髦，后患无穷。

第三节　牛排大王给我们的启示

　　大家应该对几年前的"魏则西事件"还记忆犹新。《人民日报》在"魏则西事件"之后发表了一篇文章，中间有这样几句话："人体是一个极其复杂的'黑箱'，恰如神秘而浩瀚的宇宙，人类对自身的认识还处于初级阶段。""大自然有春夏秋冬，人有生老病死。医生无法阻止生老病死，就像无法阻止春夏秋冬一样。"

　　我认为说得非常好。我相信，任何一位面对现实的医生，任何一位实事求是的医学研究者，都会赞成这样的说法。客观地说，这样的认识并不是在"魏则西事件"出现之后才有的，早已有之。不过，不知出于何种考量，专家们，特别是行内的专家们都极少说这样的话。不仅不说，还不断地出现一批"包治百病"的医生，一批引导人们获得"长命百岁"的健康导师，一批教你吃什么、怎么吃"无微不至、细而又细"的营养专家。

　　真是奇怪了！人类对自身的认识还处于"初级阶段"，明知现阶段的医学，特别是作为一个医生个体，对付疾病的能力是有限的，"包治百病"的医生是不存在的，那种传授金科玉律，让人长命百岁的健康导师也是不存在的；同样，那种无微不至、细而又细地指导每个人吃什么、怎么吃的营养专家也是不存在的。

　　明知不存在，却又不断地鼓吹其存在，神化其作用，这又是为了什么？

　　从研究方法上看，对生命、对人体、对疾病的研究，是不是越细越好？特别是那种割裂的、孤立的、"细"的研究。是不是所有的"黑箱"都需要"打开"呢？是"打开"的"死的""黑箱"有意义呢，还是"不打开"的"活的""黑箱"更有意义呢？

目标、方向的确定和坚守固然重要，但正确的方法也是很重要的。要渡河，要达到胜利的彼岸，就要有船，就要建桥。船与桥就是达到目的的方法和工具。既然，人类对自身的认识还处于"初级阶段"，那么，发展中的认识，就可能是一个进步，也可能是一个错误，甚至是一个陷阱。这就确定了一个基本的事实：没有哪一尊"神"能开出一个很细很准确，可以一成不变，放之四海皆准的金科玉律般的健康长寿处方。这是一个基本的认识。基于这个基本认识，我们才会丢弃一切不切实际的幻想，才不至于由于方法和工具选择的错误而弄得"桥"毁、"船"沉、人亡。

为了深化这种认识，我想为大家转述一个有趣的故事。这是畅销书作家、著名医生和科学家沙伦·莫勒姆（Shron Moalem）在他的新作《基因革命》里为我们讲述的一个故事。

故事中说，杰夫是一名训练有素的年轻厨师，他对纽约餐馆一族的胃口了如指掌。他常用肉、土豆、奶酪等烹饪出分量十足、令人垂涎的美食，而且一马当先，带头吃自己制作的"此味只应天上有"的超级美食。他血液中的低密度脂蛋白（LDL）一天比一天高起来了，而且他还有心血管病的家族史。顺理成章，医生要求杰夫调整饮食，大量增加蔬菜水果的摄入。

杰夫很抗拒，要一个享有"牛排大王"盛名的大厨转而去吃大量果蔬，他觉得是一种羞辱。后来，在他漂亮的未婚妻的劝说下，他屈服了。他按照医生的要求，坚持了长达三年的"合理饮食"，他的胆固醇水平下降了。杰夫认为，当然，医生们也认为，大厨的身体应该一天天棒起来。但事与愿违，他开始乏力、浮肿、恶心，他的肝功能出现异常，最后的检查证实，杰夫患上了肝癌。

所有的人都很震惊，特别是他的医生。杰夫没有得过乙肝或丙肝，

叁

养肝护肝，不让"人体枢纽"失控

也不酗酒，更没有接触过任何有毒的化学品，他从未做过任何足以使一个相当健康的年轻人得肝癌的事，唯一做的就是听从医生的话，改变饮食。这简直难以置信。

没有手术，也没有放疗化疗，而是重新改变饮食，远离果蔬，重新吃起了牛排大餐，杰夫又奇迹般地健康起来了。

原来，杰夫患有一种罕见的遗传病，遗传性果糖不耐受症（HFI），他的身体无法分解食物中的果糖，大量的有毒代谢物在体内，特别是在肝脏内堆积，聚而成"癌"，最后威胁生命。而蔬菜、水果，特别是水果中含有大量果糖。像杰夫这样的人，"一天一个苹果"，不仅不是健康的使者，反而是夺命的魔鬼。

我们都叫"人"，但"人"其实只是一个抽象的概念。你、我、他，都是以自己的独一无二的特点而存在于世。所以，杰夫这样的例子并非个例，只不过你、我、他各自的表现方面不同而已。

我们的许多专家，无论是医学理论家，还是临床医学家，或者是营养学的专家，总是想用一种"放之四海而皆准"的指导思想，总想用一种可以解决一切人的健康问题的统一模式，总想用一种一成不变的方法和套路，来为芸芸众生指引一条健康长寿之路，来挽救千万条濒于危亡的生命；其实，这是非常不现实的。在这种思想的指导下，他们越做越细：大"ABCD"，小"abcd"，大"一二三四"，小"1234"，好像按照他们的办法，就什么问题都解决了。他们的初衷可能是好的，但是，"想法很丰满，现实很骨感"，结果往往是适得其反。

牛排大王给了我们一种什么启示？牛排大王只是个例吗？

为了提醒大家，并说明这个问题，又不得不重复我们在前面文章中所说的那24个字，以及那24个字所包含的内涵、所揭示的真理。

盲人摸象——是"精确"而错误的局部好，还是"模糊"而正确的整体好？

非白即黑——"黑"和"白"是绝对的还是相对的？中间有过渡带吗？

刻舟求剑——人类的认知和真理是固定的、一成不变的吗？有固定的、一成不变的模式吗？

纸上谈兵——"理论总是灰色的，而生命之树常青"。树上有两片完全一样的树叶吗？检验真理的唯一标准是活生生的实践，还是死板的书本？

邻人偷斧——我们现在的许多"科研"，都或多或少地是在"预设场域"下进行的，这难道不是自欺欺人吗？所谓"随机抽样"的统计，真的能做到"随机"吗？这样的统计在大数据时代，还有存在的价值吗？

孟获喊冤——"重复"就是"诚信"，就是"科学"吗？人类的智慧是体现在"可以重复"，还是体现在"不可重复"？

这 24 个字所体现的不仅是中西医在具体方法上的不同，也是认知方法和指导思想的不同，更是文化背景的不同。

人类对自身的认识还处于初级阶段，作为医生的个体，哪怕他穷其一生学习和研究医学，其知识仍然是有限的；而医生所要面对的不仅是"人"这个整体，更多更重要的是要面对你、我、他这一个个独具特色的个体。所以，医学这门科学，医生这个行当，是世上最难的。不管你是哪一级的专家，能不战战兢兢、如履薄冰？能不虚怀若谷、奋发努力？

第四节 对肝"方""针"

肝主疏泄、主藏血;"将军之官"个性鲜明:反对消极、抑郁,也拒绝张扬、亢奋。由此,对肝的基本方略就应该包括:首先是心理疏导,其次才是通过方药、针灸等手段以保持和促进肝的健康。通过疏肝理气、滋阴平肝、凉肝息风等方法,以保持肝气条达、不郁不亢、平和安然。肝又"开窍于目",又"主筋爪",所以许多眼病、筋爪运动类疾病,也要从肝论治。

肝病有实证和虚证之分,虽然实证较多,但虚证也不少见。虚证多因劳心劳力过度,伤阴耗血造成。"肝为罢极之本"。虚证肝血、肝阴不足,多与"肾""心""脾"之虚证相关联,所以在对肝方略上,也要兼顾"心主血""脾统血"和"肾藏精"的机理。

同时,肝的虚证和实证往往又交叉夹杂,互为因果。临证上也要据实灵活处理。

一、方药

(一)四逆散和逍遥散系列

此系列之方药均有疏肝理气、护肝健脾的功能,虚实兼顾、肝脾同调,取《内经》"木郁则达之"和《金匮要略》"见肝之病,知肝传脾,当先实脾"之意,充分体现了中医的整体观念和"治未病"的思想。

1. 四逆散（《伤寒论》）

组成：柴胡、白芍、枳实、炙甘草。

功用：疏肝理脾，透邪解郁。

本方是临床上疏肝理脾的基础方。临床上使用本方的体征是手足不温、胁肋不舒、脘腹疼痛；脉弦，是其辨证要点。

本方常用在西医所说的慢性肝炎、胆囊炎、胆汁反流性胃炎、肋间神经痛、胃肠神经官能症、附件炎、乳腺增生等疾病上。这些疾病，虽然在西医学上各不相同，但在中医辨证上都属于"肝气不舒、肝脾不和"者。这恰恰体现了中医"异病同治"的特点。

2. 柴胡疏肝散（《景岳全书》）

组成：柴胡、白芍、枳壳、炙甘草、川芎、香附。

功用：显然，此方是在四逆散的基础上更加强了疏肝理气的功能。

3. 逍遥散（《太平惠民和剂局方》）

组成：柴胡、当归、白芍、茯苓、白术、生姜、薄荷、炙甘草。

功用：疏肝解郁，健脾养血。

本方的特点：一是肝脾同调，既解肝木之郁，又扶脾土之虚；二是疏中寓养，虚实兼顾。

本方既是疏肝健脾的基础方，又是妇科调经的常用方。常用于两胁胀痛、烦闷急躁、神疲食少、月经不调诸症。脉象常见弦而虚。中医认为"女子以肝为先天之本"，突出了肝对于妇女和妇科疾病治疗的重要性。

4. 加味逍遥散（《内科摘要》）

组成：逍遥散加丹皮、炒山栀。

功用：显然是在逍遥散的基础上加强了清热凉血的力量。

此方在临床上，常用于肝郁血虚，内有郁热之证。患者往往会有午后潮热、烦躁易怒、自汗盗汗、面赤口干、头晕目涩、月经不调、小腹胀痛、小便不畅甚至淋漓涩痛等症状。患者往往舌质红、舌苔薄黄、脉弦而虚数。

5.黑逍遥散（《医略六书·女科指要》）

组成：逍遥散加熟地黄（生地黄）。

功用：加熟地黄，是为了加强补血的功能；加生地黄，不仅补血还兼有凉血的功能。

本方是在逍遥散的基础上增加了一味滋阴补血的地黄，有补肾养肝、滋水涵木之意。血虚内热者用生地黄；血虚内热不甚者用熟地黄。

（二）滋阴平肝潜阳的天麻钩藤饮（《杂病证治心义》）

组成：天麻、钩藤、石决明、山栀、黄芩、川牛膝、杜仲、益母草、桑寄生、夜交藤、朱茯神。

功用：滋阴平肝潜阳。

如果肝病患者出现身体动摇、眩晕、抽搐等症状，中医把它叫作"肝风内动"，都是危重之象，常见的肝风内动的原因有"肝阳化风""热极生风""血虚生风"三种情况。

本方的滋阴平肝潜阳的功能可以看作危重之象的预防措施。

（三）育阴平肝息风和清热平肝息风

1.镇肝熄风汤（《医学衷中参西录》）

组成：怀牛膝、生赭石、生龙骨、生牡蛎、生龟甲、生白芍、玄参、天冬、川楝子、生麦芽、甘草。

功用：育阴平肝息风。

2. 羚角钩藤汤

组成：羚羊角（水牛角代）、霜桑叶、川贝、鲜生地、钩藤、菊花、白芍、竹茹、茯神、甘草。

功用：清热凉肝息风。

镇肝熄风汤和羚角钩藤汤都是用于热极生风的肝病危重之象。所以对于药物的选择能用生的则用"生"，比如生赭石、生龙骨、生牡蛎、生龟甲、生白芍等；能用鲜的则用"鲜"，比如霜桑叶、鲜生地等。取其滋阴清热之力较强。至于羚羊角，更是平肝清热息风的珍品，但现在药源缺乏，一般用水牛角代替。

（四）"卒中"抢救方

卒中有"闭"和"脱"之分；"闭"为实，"脱"为虚。

"闭"——用开窍方法。用中医"三宝"：安宫牛黄丸、紫雪丹（散）、至宝丹；也可选用苏合香丸。

"脱"——用参附汤，或地黄饮子。

中医三宝用于危重之症之高热昏迷，往往有奇效。在"非典"和新冠肺炎的危重症抢救中，都发挥了独特的作用。但三宝中用到了"犀牛角、羚羊角、麝香"，药源缺乏，已经十分珍稀。现在中医界正在通过科研和临床来寻找优质代用品。

（五）滋补肝肾诸方

滋补肝肾诸方都具有肝肾同补、乙癸互滋的功能，现列出的9个方剂，除"补肝汤"外，其他都在对肾方药中已经学习过，大家可以复习参照。

1. 补肝汤（《医宗金鉴》）

组成：当归、白芍、生地黄、川芎、酸枣仁、木瓜、麦冬、甘草。

功用：补肝血，养肾阴。

2. 一贯煎

组成：生地黄、沙参、枸杞、麦冬、当归、川楝子。

这是一个肝肾同治、虚实兼顾、补中有疏的良方。此方，组方虽然精练，但在临床上应用却非常广泛，效果很好。

3. 龟鹿二仙胶

组成：龟甲胶、鹿角胶、人参、枸杞。

此方重用血肉有情之品，滋补之力强，肝肾同补，乙癸互滋。在临床上用于先天不足、大病重病或小产流产之后的滋补，效果很好。国家放开二胎生育政策以来，我用此方治疗气血两亏、阴阳肝肾不足的中年男女不孕不育，效果很好。通过调理，很多高龄夫妇怀上了二胎，并顺利生产。

4. 杞菊地黄丸

即六味地黄汤加枸杞、菊花。

此方滋肾养肝、清肝明目的效果很好。

5. 知柏地黄丸

即六味地黄汤加知母、黄柏。

这里的知母、黄柏，都强调要用盐制，取其"咸入肾"之意。

此方用于阴虚而偏热者。许多肝肾阴虚偏热的高血压患者服之效果不错。

6. 大补阴丸

组成：熟地黄、知母、黄柏、龟甲。

此方是金元四大家之一朱丹溪的名方。组方精练，滋阴补肾的效果尤为显著。

7. 左归丸

组成：生地黄（熟地黄）、山萸肉、山药、枸杞、菟丝子、龟甲胶、鹿角胶、牛膝。

显然，本方是六味地黄汤去掉了"三泻"（泽泻、丹皮、茯苓），加枸杞、菟丝子、龟甲胶、鹿角胶、牛膝，从而加强了滋阴补肾的功能。

8. 五子衍宗丸

组成：枸杞、菟丝子、覆盆子、五味子、车前子。

衍宗者，自然和生育繁衍有关。此方在临床治疗不孕不育症，特别是男性不育，效果甚佳。此方药性较缓，可酌情加入龟甲胶、鹿角胶等血肉有情之品。

9. 七宝美髯丹

组成：制首乌、茯苓、当归、枸杞、菟丝子、补骨脂、牛膝。

此方通过补肝肾之阴，以达到乌发美容的效果，但此方药效较缓，要有耐心。需要强调的是，首乌必须制用，九蒸九晒最好，生用有毒，对肝功能有影响。

二、针（灸）

主要穴位及手法推荐：

足厥阴肝经：行间、太冲。（图 3-2）

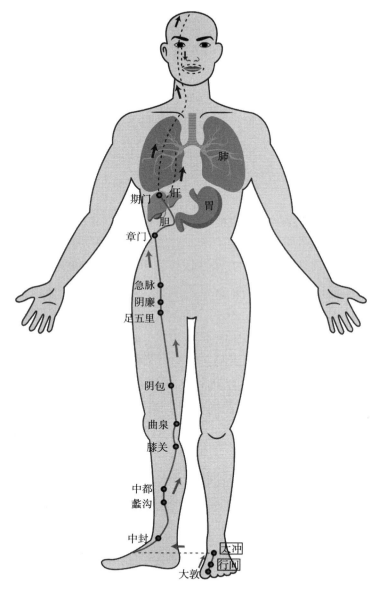

图 3-2　足厥阴肝经穴位

足少阳胆经：风池、风市、阳陵泉、光明、悬钟、足临泣。（图3-3）

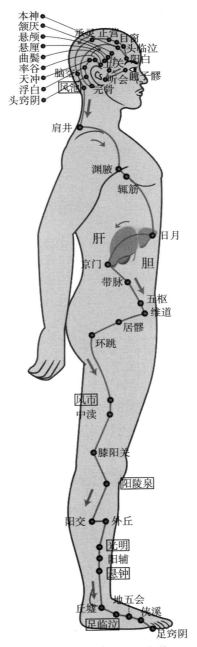

图3-3 足少阳胆经穴位

足太阴脾经：隐白、公孙、三阴交、阴陵泉。（图3-4）

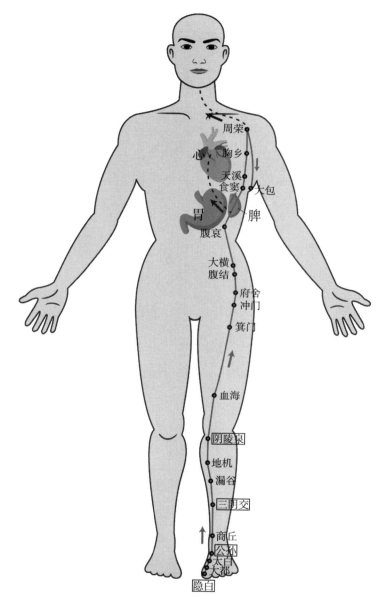

周荣
心 胸乡
天溪
食窦 大包
胃 脾
腹哀
大横
腹结
府舍
冲门
箕门
血海
阴陵泉
地机
漏谷
三阴交
商丘
公孙
太白
大都
隐白

图3-4 足太阴脾经穴位

足阳明胃经：伏兔、梁丘、犊鼻、足三里、丰隆、内庭、天枢。（图3-5）

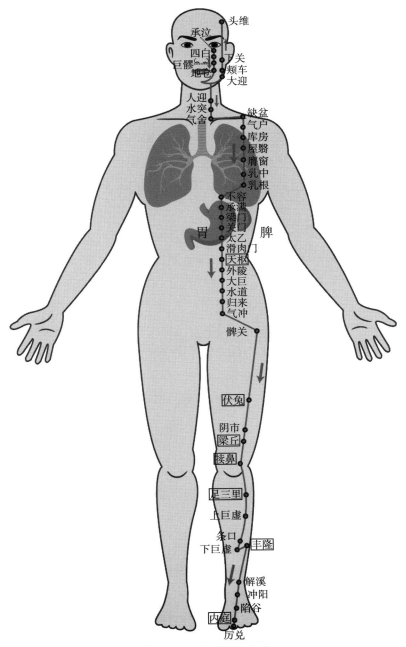

图3-5　足阳明胃经穴位

或用针，或用灸，或针灸并用；或补，或泻，或补泻兼施。临床因人、因地、因病，甚至因季节、因时辰而灵活运用。这就要看医者本人的理论造诣和临床经验了。

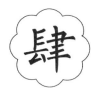

扶正祛邪，养好
娇嫩之脏

中医所说的"肺"，并非仅指"肺脏"（图 4-1），而是指以"肺脏"为中心和主导的整个呼吸系统，范围甚至更广。

肺，位于胸腔之中，即中医称为"上焦"的位置。肺分五叶，左二右三，覆盖于心脏之上。肺通过气管、支气管与喉、鼻相连，所以中医也将喉称为肺之门户，鼻称为肺之外窍。西医认为，肺不仅是人体的呼吸器官，也是人体重要的造血器官，这与中医认为肺主"一身之气"，肺"朝百脉"的认识可以说是一致的。

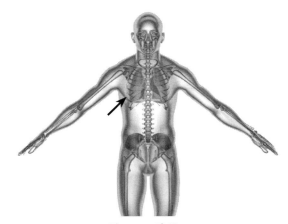

图 4-1　肺脏

责任重大的"前线指挥部"

我们前面将"肾"比为"人体的战略储备",将"脾"比为"人体的后勤保障线",将"肝"比为"人体枢纽",好像已经把人体比作一部随时准备应对战争,投入战斗的机器。其实,就是如此。成就、维护和保持我们身体的健康,本身就是对自身,对主观世界,也是对外界,对客观世界的挑战,就是一场要不断战胜自我,不断战胜"来犯入侵之敌"的战争。而这场战争的"前线指挥部",就是我们的"肺"。

中医把"肺"比为"相傅之官",而且说有了肺,才能"治节出焉"。什么是"相傅"?就是首相,就是首相组阁的政府机构。什么叫"治节"?就是治理调度调节,就是指挥。这种"指挥",都是在前台运行的,它的后面还有更强有力的机构和力量在控制和左右。所以,这个"相傅之官",这个"首相"和它的"内阁",其实只是个"前线指挥部"。尽管如此,它的责任仍是非常重大的。

肺位于人体之"上焦",而且"外合皮毛,开窍于鼻"。从位置上,它已经把自己放在了人体的"前线","上焦"和"皮毛"都是外邪入侵的第一道关口。

人体赋予肺"主气"的权力和功能。肺通过"主气",使用"宣发"和"肃降"的手段,实现治理调节人体阴阳、捍卫正气、抵御驱除外来入侵之敌、祛除邪气,从而保护肺本身和人的整个机体的健康。这就是我们常说的"扶正祛邪"。

那么,什么叫"主气"?什么叫"宣发"?什么又叫"肃降"呢?

先说"主气"。所谓"主",就是主导、统帅、控制、治理、调节的意思。中医认为，"气"和"血"是健康和生命的物质基础，而气与血又是相辅相成、难以分割的，"气为血之帅""血为气之母"。这就可以理解为"血"是"气"的基础，而"气"是"血"的主导。而肺又是主导之主导，是指挥、统率"气"的。由此可见肺的重要性。所以说，它是我们人体的"前线指挥部"。

很多中医书把肺主气的功能分成两部分来阐述：一是"主呼吸之气"，一是"主一身之气"。我认为，这容易把人，特别是初学者搞糊涂。其实，呼吸之气和一身之气，这二气就是一气，是难以分割，也不应分割的。

肺是人体实现内外气体交换的场所，也就是说，它是我们吐故纳新的"交换站"。我们通过肺吸入大自然的"清气"，呼出体内的浊气，使体内外的气体不断交换，以保持"新鲜"。这种新鲜的"气"，还不断地与肺之母亲之脏——"脾"上输给它的精微物质相结合，以补充其在运行中的消耗，保持其活力，不至于使其成为"空"气。与此同时，又在"心"和"百脉"，也就是西医所指的整个心血管系统的配合和共同作用下，使我们血液中的含氧量始终保持健康水平。不仅保持正常的呼吸活动，而且合理地将氧输布全身，温煦四肢百骸，以维持它们正常的生理活动，并始终维持着良好的循环。这个周而复始的过程，都要靠"气"带动"血"来运行，而又都是由肺来指挥、主导和调节控制的。这就叫"肺主气"。"肺主气"不仅是肺的功能，也是人体赋予肺的权力，因为它是"人体的前线指挥部"。

肺主气的功能正常，则气道畅通，呼吸均匀而和顺。若肺气不足、肺气虚，则会呼吸无力、少气乏力、语音低微、畏寒肢冷；若外邪困肺，肺气不宣，则会呼吸不畅、痰湿瘀阻、咳嗽哮喘、嘴唇绀紫。肺气虚和肺气不宣又往往交叉在一起，且互为因果，都会削弱肺主气的功能。"前线指挥部"受到威胁，自然也就使整个人体都受到威胁。

那么，肺又是怎样来体现它"主气"的功能，行使它"前线指挥部"

的权利的呢？可以说，它主要是通过"宣发"和"肃降"这两个手段，来行使它的权利、体现它的功能的。

先说"宣发"。所谓"宣发"，其实就是加强人体的"边防建设"，使我们的"边防军"不仅有充足的兵力和装备，有足够的给养，而且战略战术用得好，开阖有度，能抵御和歼灭来犯之敌。人体的边防在哪里？在皮毛腠理，在鼻和咽喉。皮毛腠理在体表，鼻咽在高位，它们最易受外邪侵犯。鼻咽和皮毛腠理接受来自肺的滋养，以保持其"正气"。中医把这种专门给"边防军"的给养叫作"卫气""卫阳之气"，还有"津液"。《灵枢·决气》说："上焦开发，宣五谷味，熏肤，充身，泽毛，若雾露之溉，是谓气。"说的就是这种功能。这当然指的就是"宣发"的"扶正"功能。

"宣发"还有"祛邪"的功能。外邪入侵，多由皮毛腠理和鼻咽而入，进而犯肺。肺为入侵之敌所困，就会出现恶寒、发热、鼻塞或流清涕、咽干咽痛、哮喘等一系列"肺气不宣"的证候。中医把这称为"实证"。如果症状较轻，许多有生活经验的人都不用找医生，搓搓鼻翼、按按合谷、揉揉尺泽等穴位，熬碗姜糖水喝，微微出点汗，也就好了。出汗，就是宣发，就是祛邪。通常，肺自己会使用"宣发"这种手段，有时也要外力助其一臂之力。

肺气的"实"与"虚"，往往又是交叉夹杂，且是互为因果的。这往往又都与"宣发"有关。肺气虚弱，不能宣发卫气于皮毛，不仅皮毛憔悴枯槁，而且引起卫外能力不足，而易遭受外邪入侵，我们就容易感冒。许多急慢性鼻炎、咽炎也往往与此相关。肺卫空虚，肌表不固，则常常动则汗出，自汗漏汗不止，如同我们的边防关口城门洞开；而肺卫闭实，毛窍郁闭，汗不能出，如同我们的边防关口已被外敌入侵，甚至占领，我们失去了控制权。"宣发"或无力或受阻，肺这个"前线指挥部"都会出问题。

我有一个女患者，长年手脚冰凉，自述十年没有出汗的感受。结婚十年，也无身孕。我用"填肾精、助肾阳""补肺气、助卫阳"的方法为其调理治疗；三个月不到，她自述手脚温暖，"晚上睡觉非常舒服"，而且有了出汗的感觉，"这种感觉非常爽"；又过三个月，她怀孕了，而且胎元稳固，足月顺产一个六斤半的胖小子。

西南民间有句俗语——"一滴露水养一棵茅草"。什么意思？如果你在一个晴好的清晨来到一处洁净的原野，你会发现，那一株株碧绿碧绿的小草上挂着一滴滴露珠。在晨曦的辉映下，那露珠是那样的晶莹剔透，一闪一闪，如同小儿眨着顽皮的眼睛。那小草是那样的生机勃勃，摇摇曳曳，如同孩童在幸福地成长。有育儿经验的外公、外婆、爷爷、奶奶，在孙儿睡着的时候，就会含着微笑观察，如果肉眼可以看到孙儿的小小额头含露般的滋润，或以手摸摸小额头也是润润的，这小孩就是健康的，没有感冒，不会发烧。小孩的肺卫功能好，宣发正常。这就叫"一滴露水养一棵茅草"。

再说"肃降"。

从字面上讲，肃降，就是清肃下降的意思。肺要始终保持清洁平静的状态，不能肮脏，不能有异物，不能有病阻，清气要升，浊气要降，也就是要清肃下降，这就叫"肃降"。若肺失清肃，也就是说，无论是内因，还是外因，造成肺不干净了，病阻了，清气升不了，就会出现胸闷、咳喘等肺气上逆的症状。实际上是肺之浊气上逆。这就是该上的不能上，不该上的上了。还有该下的下不了，这就是肺的"降"的功能受到了破坏。什么是"该下的下不了"？首先是水液。你们看，茶壶的盖子上都有个小孔，如果你把小孔堵上，茶水就不能从壶嘴倒出来了。你堵住小孔，就好像破坏了肺的肃降的功能。其实，连"宣发"功能也破坏了，人家"透不了气"啊。"肃降"和"宣发"也是密不可分的。宣发、肃降的功能受到破坏，"上焦"的水液就不能下输到"下焦""膀胱"，"该下的就下不来"了。于是，就出现了痰阻、小便不畅，甚至尿潴留、水肿等一系列病变。很多急慢性肾病，单独治肾，效果不佳；而肺肾同治，甚至重点治肺，反生奇效。

赵绍琴先生（1918—2001），为当代名医，北京中医药大学终身教授。40 多年前，赵绍琴先生作为我的硕士论文答辩指导小组组长亲临贵阳中医学院，对我进行指导。先生虽已于 20 多年前离我们而去，但他的音容笑貌永远活在我们心中，他高尚的人格、博大的胸怀、高深的学识、高超的医技，一直影响着我的一生。

"文革"初期的某一天，有个患者偷偷找到他，说患"癃闭"多日，多方治疗无效，靠导尿管导尿度日，十分痛苦，请先生救他一命。先生为其口授一方：苏叶、杏仁、枇杷叶各 10 克，水煎代茶饮。隔一日，患者满心欢喜悄悄前来感谢，言一剂后小便即通，只花了两毛钱。1990 年初秋，一位生活在美国的朋友打来越洋电话，说其夫人产后尿潴留，入院治疗十余日，用了美金逾万元，仍无效果。怎么办？赵先生告之，用一味苏叶，每日煎汤代茶饮即可。两日后朋友来电告知，患者饮了数次，小便即通，已痊愈出院。稍有中医药常识的朋友都知道，苏叶、杏仁、枇杷叶这类药都是以宣肺止咳为主要功能的药，怎么会治好了"尿潴留""癃闭"？怎么治上面，管到下面去了？怎么让"该下来的下来了"？大家不要忘记我前面说的那个茶壶盖上的小孔，上面的小孔通了，下面的"孔"自然就通了。这就是看起来"土掉渣"的中医的神奇之处。各位再回顾一下我在零章中所讲的"有"和"无"，将其结合起来思考，你会感到，中医是如此的奇妙，而且趣味无穷！

这个神奇的"小孔"，不仅影响着小便，还影响着大便。不少顽固性便秘患者，用大黄、郁李仁、火麻仁等通便治秘之药都无效，改用"苏子降气汤"，服了几剂，大便就顺畅了。考察一下，"苏子降气汤"中的诸药，苏子、半夏、前胡、厚朴、陈皮、当归、肉桂（或沉香）、甘草等，基本都是"宣肺降气"之药，几乎没有一味是润肠通便的，怎么大便就通了？这也是"小孔"在起作用。

清代著名中医学家叶天士和当代名医印会和先生（1923—2012）均有以一味紫菀治便秘的案例。紫菀也是一种治肺之药，用它治便秘，也是"小孔"在起作用。这种宣通"小孔"而达到利小便、通大便目的的治法，中医形象地称之为"提壶揭盖"。《素问·汤液醪醴论》已有"去菀陈莝……开鬼门，洁净府”的治法，不仅涵盖了"提壶揭盖"，还包括了活血化瘀利水等内容，把五脏六腑连成了一个整体。我们后人，不能不佩服祖先的聪明智慧，并由此更增强了我们的"文化自信"和底气。

扶正祛邪，养好娇嫩之脏

第二节 娇嫩脆弱的"首相"

一、肺，娇嫩脆弱的"首相"

我们前面说了，中医把肺称为"相傅之官"，主治节。也就是说，肺是人体的"首相"，也是"前线指挥部"的总指挥。但是，我们必须看到，这个"首相"，这个"总指挥"是很娇嫩脆弱的，它的"治节"功能和权利经常会受到严峻的考验和挑战。

肺在五脏中所处的位置最高，也叫"华盖"之脏，而它所"主"的"皮毛""腠理"，所"开窍"的"鼻咽"，又是人体的前线之前沿，最易受外邪之侵犯。所以在五脏中，只有肺有"表证"。我们所说的"解表"，实际上就是通过治疗，驱除外邪，维持肺宣发、肃降的功能。

肺体清虚空灵，质地娇嫩脆弱，不耐寒热，不胜润燥，不容异物。清代中医学家徐大椿，也叫徐灵胎、徐洄溪，在其医学论文集《医学源流论》中谈到肺。他说："肺为娇脏，寒热皆所不宜。太寒则邪气凝而不出；太热则火烁金而动血；太润则生痰饮；太燥则耗津液；太泄则汗出而阳虚；太湿则气闭而邪结。"就是说，寒也寒不得，热也热不得，润也润不得，燥也燥不得，湿也湿不得，泄也泄不得，闭也闭不得；捧不得，打不得，真是够娇嫩的啦。我们的机体总是在追求阴阳的和谐与平衡，在肺上体现得最为突出。其实，追求阴阳和谐的过程，就是追求身体健康的过程。

西医的生理学研究也证明，肺是内脏中衰老最早而又衰老速度最快的。肺活量从 20 岁起就开始下降。肺功能差，也就是中医说的肺气虚的人，40 岁左右，甚至不到 40 岁就动辄气喘吁吁。30 岁，普通男性每次呼吸，还能吸入 950 毫升左右空气；而到 70 岁，一般就只能吸入 475 毫升左右，也就是说，只有 30 岁时的一半了。肺的衰老还直接影响到皮肤，皮肤的衰老一般从 25 岁开始。许多年纪轻轻的人，皮肤已经开始打皱，失去光泽，甚至出现黑斑。皮肤的衰老比肌肉、骨骼和牙齿还来得早、来得快。肺主皮毛啊！其实，鼻、咽的慢性炎症往往也与肺的衰老有关。很多慢性炎症都是"无菌性炎症"，本身就是一种衰老的表现。

我们在上一章中讲到肝。西医的生理学也证明，肝尽管十分辛劳，却不像肺这样娇嫩脆弱，肝是"将军之官"嘛！肝的衰老是从 70 岁才开始的，而且肝细胞的再生能力非常强大，美国莱斯特皇家医院肝外科的专家甚至说，手术切除一块肝后，3 个月之内它就会长成一个完整的肝。如果一个 70 岁的老人不抽烟不吸毒不酗酒，肝脏没有患过传染病，他的肝完全可以移植给 20 岁的年轻人。肺，就不行了。

早在 20 世纪 80 年代，就有学者提出了"肺龄"的概念。通过仪器检测，再与身高、体重等进行换算，以测算肺龄。肺龄大于实际年龄，就说明肺提前衰老，肺的健康就出了问题。许多抽烟、熬夜者，或长期生活工作在重度污染环境中的人，特别是许多长期吸"二手烟"的人，肺龄往往高于实际年龄很多。

二、五脏六腑皆令人咳，非独肺也

说起咳嗽，大家都不陌生，经常为它所困扰。为了减少和降低咳嗽对我们的困扰，我们就要对它有个清醒的认识。

首先，咳嗽并不一定都是坏事，咳嗽往往是肺为了保护自己"主气"的权利和功能的一种"战斗"方式。如果用西医学的专业术语说，咳嗽往往是一种生理反应，而并非都是病理反应。或者是天气的突然变化，忽寒忽热，忽湿忽燥，或者是身处不利的环境，PM2.5严重超标，或者是异味异物，或者是饮食不当，过冷过热，或者是某些精神因素，大怒大恐，大悲大喜，这些都会破坏肺的"宣发"和"肃降"，从而挑战和剥夺肺"主气"的权力和功能。肺奋起反抗，先将声门关闭，然后呼吸肌收缩，肺内压升高，再后声门张开，肺内空气喷射而出，发出声音，并将侵入之异物和呼吸道炎症所产生的分泌物拼力排出。这就是咳嗽。中医说，有声无痰谓之"咳"，有痰无声谓之"嗽"，有声有痰谓之"咳嗽"。咳，就是声音，嗽，就是排出之异物和分泌物。可以说，一般的咳嗽，就是肺这个"前线总指挥"所领导和指挥的一场"自卫反击战"。如果你的肺，甚至整个身体够强大，而"入侵之敌"也"一般般"，你咳一咳、嗽一嗽，也就战而胜之，咳嗽也就不治自停了。通过此举，肺和身体得到锻炼，说不定还更强大了。如果外邪不断犯肺，搞得"前方边境不宁"，咳嗽不断，如同战火不断，我们就会受其困扰，甚至会弄得元气大伤。

有些年轻妈妈，在自己幼小的孩子面前换贴身衣物，特别是如连裤袜之类的东西，还要对着孩子抖几抖。一抖孩子就开始咳嗽了。为什么？这些东西里都是皮屑之类的异物，而且非常肮脏，孩子的肺为了保卫自己，就咳嗽了。这与抽"二手烟"没什么区别。多次反复，时间一长，同样会伤元气。

"五脏六腑皆令人咳，非独肺也。"此话出自《素问·咳论》。就是说，咳嗽的病因，虽然主要在肺，或主要由肺引起和体现，但并非都在肺，其他脏器的病变也会累及肺，从而引起咳嗽。

有一名方叫"都气丸"，就是用补肾阴常用的"六味地黄丸"加一味五味子而成。此方用于肾虚引起的咳喘每起奇效。我在临床上遇到顽固的咳嗽，往往会在玉屏风散（黄芪、白术、防风）的基础上加上炙麻黄、杏仁、厚朴之类的宣肺药，再加上淫羊藿、覆盆子之类的补肾纳气药，往往收到意想不到的效果。大家还记得鲁迅先生的小说《药》吗？里面有一位等着夏瑜的人血馒头"吃了就好"的久咳不愈的华小栓。小说中描写小栓暴咳不止，"大粒的汗从额上滚下，夹袄也贴住了脊心，两块肩胛骨高高"，非常生动。中医认为，久咳久喘之人必然肺肾两虚。虚则久咳，久咳更虚，不断恶性循环。这种咳喘，不排除还有"实证"，所以要以麻黄、杏仁、厚朴之类药物宣肺降气，还要以玉屏风补肺气固卫阳，以免阳气继续外泄，更要以淫羊藿、覆盆子之类补肾纳气，以"肺肾同治"。这里说的是"肾虚及肺"而引起的咳嗽。

20世纪70年代初，我有幸拜在针灸名家刘卓佑先生门下学习针灸。一天正随先生门诊，遇到一位患者：男性，当时40多岁；未见其人，已闻其声，几乎是持续不断地暴咳，高亢刺耳；进门后，见其满面暗红发紫，额头青筋暴出，口述症状及病史困难，只能以断断续续书写的方式表述。从其表述得知：患者咳嗽已近半年，中西医多方治疗，疗效不佳，痛不欲生。先生查舌诊脉后开出处方：双侧太冲，重泻；单侧合谷、尺泽，平补平泻；双侧足三里，补，并施以温针；双侧涌泉施灸。先生嘱我按处方依次施治。说也神奇，当我刺双侧太冲，施以重泻手法时，患者的持续性暴咳顿时缓解。我再以平补平泻手法刺单侧合谷、尺泽之后，患者几乎完全安静下来，偶尔还有一两声间断性咳嗽。当我在其双侧足三里施以温针，并在其双侧涌泉施以艾灸时，患者居然在针灸床上呼呼大睡起来。之后，先生嘱患者1周内要每天都来治疗。1周内，先生还是以原处方给患者治疗。1周之后，患者自述，情况非常好。原来暴咳起来根本无法入睡，现在由于咳嗽减轻而且持续时间短，能安静入睡了。之后，患者再隔日来1次，先生于上述处方4组穴位中每次选取2~3组，补泻手法不变。3周之后，患者完全好了。

先生告诉我，患者初诊时舌暗红，边尤甚，脉强劲浮数，寸关尤甚，而肾脉不足。此肝阳上亢，木火刑金而又兼有外邪袭肺之兆，所以暴咳；肾水不足则更加重了病情，一般治疗难以奏效。取太冲为主穴重泻之，釜底抽薪矣，太冲为足厥阴肝经之原穴。取尺泽与合谷，一为手太阴肺经合穴，一为手阳明大肠经原穴，肺与大肠互为表里，相互为用，平补平泻，宣肺而不伤卫阳，适度扬汤止沸矣。足三里温针以补脾，补土以生金。涌泉施灸以补肾，滋水涵木，壮水之主以制阳光矣。

先生这段话是说给一个有中医基础的学生听的，说得很"文"，很专业，没有中医基础的人就比较难懂。我用大白话翻译过来，就是说：这个患者是肝火太旺伤了肺，加上又有外邪入侵，肺就被内外夹攻，火上浇油。加上患者肾亏，实火虚火一起烧，所以暴咳不止，病势汹汹。这是一起典型的由肝病而及肺的咳嗽病例，自然治疗的重点要放在肝上，"自卫反击战"的首场战斗也要从肝上打响。肺，反而是个"兼治"的脏腑，不是主战场。至于补脾补肾，更是从根本上对其进行治疗，以求全面赢得这场战争。

中医非常重视脏腑之间的关系，我们以此为例来看：肝是"木"脏，它一燥而生火，就必然影响属"金"的肺，这就是"木火刑金"，这就是肝引起的咳嗽。肾是"水"脏，肾一亏虚，肾水就不足，"金"是可以"生水"的，肺与肾是相生的"母子关系"，肺是"母"，肾是"子"，肾一亏虚就拼命地从肺那里抢营养，拼命"啃老"，这就叫"子夺母气"，从而加重了肺的病情。脾是"土"脏，肺是"金"脏，"土"可以"生金"，脾是"母"，肺是"子"，脾虚就如同母亲本身就营养不良，自然就不能很好地育儿，同样也加重肺之病情。几面夹攻，所以咳嗽很难治愈。先生重以治肝，兼以治肺，又以补脾补肾打牢基石；有主有次，有先有后，有补有泻，相互配合，相辅相成，扶正祛邪，故显奇效。

刘卓佑先生（1919—1999），生于广东宝安（真是缘分）。先生在香港读完小学、中学，后到上海读医学院。抗日战争爆发后，先生随医学院迁往西南腹地，就职于贵阳医学院。20世纪50年代初，先生已是西医讲师、主治医师。1955年，先生被遴选为全国第一批"西学中"学员，赴北京中医研究院学习针灸，离职学习3年。之后，先生凭借对中国传统文化和对中医学的热爱，又凭借扎实的西医功底和良好的英文素养，刻苦钻研、虚心学习、勇于创新、勤于实践，终成一代针灸大师。

我与先生十分投缘。记得有次随先生一起整理医案，休息间隙，一时兴起，我们谈起了莎士比亚。我朗诵了一段《哈姆雷特》的片段，先生居然用英语重复背诵了一遍，令我钦佩不已。这事发生在尼克松访华之前。改革开放后，国家要遴选几位专家出国讲学，讲中医、讲针灸。当时专业好外语又好的专家真是凤毛麟角，先生自然就成了首选。40多年过去了，我至今没有学好外语，愧对先生，也成为终身遗憾。先生待我如师如父，对我精心培养，关爱有加。先生没有离开我，永远在我心中。

以上所说的都是肝、肾之病及肺引起的咳嗽，至于脾胃之病及肺引起的咳嗽，那就更加普遍。脾气虚弱常常影响肺气，脾是肺之母，母衰儿弱，这就是我们在临床上常看到的脾肺气虚的现象。在治疗上我们常会选用四君子汤、补中益气汤等。脾气虚，水湿运化就会差，往往就会湿而生痰。痰湿上渍于肺，自然也会引起咳嗽。这种咳嗽多表现为痰多、黏白，胸腔作闷。临床上我们往往会选用二陈汤加味。常加的药物有苏叶、苍术、厚朴、杏仁、薏苡仁之类。

既然"五脏六腑皆令人咳，非独肺也"，我们在预防和治疗咳嗽上，就不能只看到肺，而必须综观全局。这也是中医之特色。

日常保健，"迷你"有方

这里要介绍与肺、与咳嗽关系密切的两个中医方剂，一个是"玉屏风散"，一个是"三拗汤"，它们分别都只有三味药，可以说是"迷你"之方，简捷而实用，易记易学，适用于日常保健。

一、"玉屏风""三拗"三味药

先说玉屏风散。"屏风"，功在挡风避邪，可谓虚邪贼风，避之有"方"。"玉"者，中和圆润，珍贵也。玉屏风散，古作散剂，现多作汤剂用，亦有制药厂家制成"颗粒剂"。"颗粒剂"是中药现代制剂中最接近传统汤剂的剂型。其实，如果将其加工成"煮散"，会更加合乎传统，效果也很好。宝安中医院（集团）正在如此制作。

玉屏风散，由三味中药，即黄芪、白术、防风组成。黄芪入肺、脾、肝、肾诸经，以补肺脾之气为主，实可补五脏之气，且补而不滞，兼可除湿，特别适用于岭南地区；白术以健脾除湿、固表止汗为其特点；防风则以祛风解表、胜湿止痛显其专长。白术助黄芪，以增强益气固表之力；黄芪有防风固表而不留邪，防风得黄芪则祛风又不伤正。三味相得益彰，补中寓散，散中寓收，共奏益气固表、扶正祛邪之功。

一个小小的由三味中药组成的"玉屏风"，不仅体现了中医重视五脏之间相互关联、相辅相成的整体观，也体现了中医扶正不忘祛邪、祛邪又不忘扶正的辩证思维特点，同时还展现了平正中和、开合有度的中华传统文化底蕴。真是小小玉屏风，大大有学问。为什么只设一道小屏风，而不筑一堵高墙呢？这，更加值得我们深思。

"玉屏风"简捷有效，加减自如，应用广泛，有病治病，无病强身，略通中医，即可使用。随着学习的进展和经验的积累，对此方的运用会越用越好，越用越活，越用越广。

再说三拗汤。三拗汤由三味药——麻黄、杏仁、甘草组成，也可加生姜数片煎服。为什么叫"三拗汤"？"三"就"三"了，又何来个"拗"？原来，制方者强调：麻黄，不去根、节；杏仁，不去皮、尖；甘草，生用，不用蜜炙：跟张仲景来个"对着干"。张仲景何许人也？"医圣"啊！与圣人对着干，当然就是"拗"了。古人认为，麻黄之根节有敛汗的作用，对麻黄的发汗功能有牵制；杏仁的皮尖有敛肺作用，可和缓杏仁的宣肺作用；而甘草"生"则清热解毒，"炙"则调和补中。"三拗"之后，对于张仲景原方而言：麻黄不去根节，为发中有收，不至过于发汗；杏仁不去皮尖，为散中有涩，不至过于宣散；甘草生用，取其清热解毒之功。这样一来，三药合用，功在疏风宣肺、止咳平喘、清热利咽，比原方又更加平稳实用。应该说，这"拗"还是"拗"得有些道理的。三拗汤加减灵活，应用也非常广泛。

三拗汤是"以肺治肺"，以"宣"、以"降"为主，而玉屏风则是"以脾治肺"，以"补"、以"升"为主。一个是"祛邪以扶正"，一个是"扶正以祛邪"。渠道是两条，目标是一个，都是为了增强"肺主气"的功能，增强肺这个"人体前线指挥部"的力量，维护肺这个"相傅之官"的权威。

二、"二陈""百合"一碗汤

肺为娇嫩之脏，既怕湿，更怕燥，湿和燥都会破坏肺之宣发，从而影响"肺主气"的功能。肺之湿，多与脾相关联，中医有"脾为生气之源，肺为主气之枢"和"脾为生痰之源，肺为贮痰之器"的说法。燥之伤肺，一为外袭，二为内伤。外袭自是外在环境过分干燥所致，内伤则是由于内在疾病造成"津伤液耗""津亏血燥"所致。湿伤肺，咳嗽痰多，痰白清稀；燥伤肺，咽干舌燥，干咳无痰或咯痰不爽。

我们的祖先为我们制备了两碗汤，一碗是对付湿邪伤肺的"二陈汤"，一碗不仅仅是对付燥邪灼肺的"百合鸡子黄汤"。什么叫"不仅仅是"？就是说它的功能很多，对付燥邪伤肺只是其功能之一。

先说二陈汤。

二陈汤由半夏、陈皮、茯苓、甘草四味药组成。半夏必须用"姜半夏"或"法半夏"，或"制半夏"，即用生姜、明矾等制过的，或依法炮制过的半夏。因为半夏有毒，必须制过才能服用。此处甘草用炙甘草。煎服时可再加生姜数片、乌梅一枚。开合有度，散收并用。

本方燥湿祛痰兼以行气健脾，脾肺同治，标本兼顾。本方是治湿痰的代表方剂，也是治疗各种痰证的基础方。若治风痰，可加胆南星、白附子、皂角、竹沥；治寒痰，加干姜、细辛；治热痰，加黄芩、胆南星、石膏、青黛；治燥痰，加瓜蒌、杏仁、川贝、沙参。湿痰重者，还可再加苍术、白术；食痰，加莱菔子、炒山楂、炒麦芽、炒神曲；顽痰加炒枳实、海浮石、芒硝；气痰，加香附、炒枳壳、厚朴，如此等等。

顺便回答初学中医者几个问题。第一，为什么叫二陈汤？因为方中半夏、陈皮均以陈年久藏者佳，故曰二陈汤。第二，中医书中，有的写作"陈皮"，有的写作"橘红"，是不是同一种东西？答曰：既是，也不是。部分橘红是陈皮的一部分。陈皮是橘树成熟果实之外皮，而部分橘红是其外皮的最外层，即去白的部分。为什么说是"部分橘红"呢？因为橘红还可用柚类植物的成熟果实的果皮之最外层，而陈皮一般只用橘，而不用柚类。第三，陈皮与橘红的功效有何不同？答曰：陈皮健脾行气之力强，而橘红宣肺化痰则胜陈皮一筹。第四，有的中医处方上写的"广陈皮""化橘红"，是怎么回事？答曰：这两样东西都是广东的宝贝。"广陈皮"，就是专指广东产，特别是广东新会产的"新会陈皮"；"化橘红"，就是指的"化州橘红"，广东化州产的橘红。它们的药用价值和经济价值远远高于其他产地的一般品种，早在明清时期已名扬海内外，而且还留下许多动人的故事。这些，也是中医文化的一部分。

2020 年 12 月，我曾委托深圳市宝安中医药发展基金会的几位同事前往新会和化州考察"广陈皮"和"化橘红"。他们在道地产地看到和听到的"广陈皮""化橘红"与我所了解的还有所不同。

先说广陈皮。广陈皮由广东新会所产的橘子的外皮经炮制而成，这与我的认识是一致的。但在 2020 年版《药典》实施以前，广陈皮不能以药材、饮片的形式在医疗机构中使用，这是我没有想到的。因为，"广陈皮"中的橙皮苷含量达不到 2015 年版《药典》的标准。后经中医中药工作者多方研究和证实，发现广陈皮中的有效成分中除了含有橙皮苷外，还含有川陈皮素和橘皮素。"广陈皮"在理气健脾、燥湿化痰的综合效果上还是比一般陈皮更为突出。于是 2020 年版《药典》才进一步确定了广陈皮的地位。

再说化橘红。化州当地，用于制作化橘红饮片的柚子树非常特殊。此种柚子树需种在富含青礞石或红礞石的土壤中，长出的柚子带有一层茂密的绒毛。化橘红就来源于此种柚子树的幼果。化橘红饮片的炮制方法也非常特殊，是将化州柚幼果（胎果）的整果进行烘干炮制。烘干的整果经切片、切丝、分装后予以销售。这些与我之前在临床上用到的橘红已经有很大不同了。翻看 2020 年版《药典》，我发现，书中记载的"化橘红"是由化州柚（带毛柚子）或柚（无毛柚子）的未成熟或近成熟的果皮经炮制加工而成，这与现在化州当地实际使用的化橘红也有出入。后经中药学专家努力，在广东省地方标准中加入了"化橘红胎"，专指经化州柚幼果炮制而得的橘红，用以和"橘红""化橘红"区分开来。从我试用的结果来看，化橘红胎的药效应该是优于化橘红，特别是优于一般的橘红的。为了证实这一点，还有待于进一步的研究。

现在，再来说一说百合鸡子黄汤。

取干百合片 100 克，鲜百合更好，量适当增加，如广东人煲汤般煮熟，甚至煲烂。不要煲干，要适当留汁水。然后打入一鸡蛋，只要蛋黄，略煮，制作糖水，睡前一个半小时服用最佳，亦药亦食。现在许多人吃鸡蛋剔掉蛋黄不吃，说是怕胆固醇高，我们这里，却偏偏只要鸡蛋黄。

百合者，专治"百不合"之病。常遇这种患者，从头到脚、从内到外，处处不舒服。见事，处处不顺眼；见人，个个都讨厌。喝水嫌凉，服药嫌苦，如此等等。宜服百合鸡子黄汤。

比较顽固的肺燥者或肺燥初期者常服百合鸡子黄汤，均有效。

百合鸡子黄汤不仅润肺止咳，还清心宁神、补肾强身。其姊妹方有百合地黄汤、百合知母汤，以及由此发展而来的百合固金汤等。百合固金汤由百合、熟地黄、生地黄、当归、白芍、玄参、贝母、麦冬、桔梗、甘草 10 味药组成。功能为滋养肺肾、润燥止咳。

新型冠状病毒是一个"伟大的修正者"

说到肺，就无可回避"新型冠状病毒"，也无可回避此次抗疫。

对于此次新型冠状病毒的肆虐，比尔·盖茨（Bill Gates）说了一段很深刻的话："尽管许多人认为新型冠状病毒是一个巨大的灾难，但我更愿意把它看作一个'伟大的修正者'。它是为了提醒我们，我们似乎已经忘记了重要的教训，我们是否要学会这些教训，这取决于我们。"他还说："这可能是一个结束，也可能是一个新的开始。它可能是一个反思和理解的时刻，我们从错误中吸取教训，也可能是一个循环的开始，这个循环将持续下去，直到我们最终吸取教训。"

盖茨说得很文雅。通俗一点，直白一点，就是说：人类啊，你为什么总是"好了伤疤就忘了疼"呢？甚至是"伤疤未好就忘了疼"呢？你为什么总是把本应是"错误的结束"当成"错误的新的开始"呢？为什么总是将此"循环"持续下去呢？你到哪一天才能"最终吸取教训"呢？对于不断重复犯同样错误的人类啊，新型冠状病毒就是一个"伟大的修正者"。

盖茨还说"地球病了"。我们稍加思考就不难发现：首先是"人类病了"。人类之病传染给地球、宇宙、天地，大自然又反过来惩罚人类。

人类之病，首先是"认知上的病"，是在"天""地""人"的基本看法上犯了大错。

中国传统文化强调，人要与大自然和平共处，"天人合一"。"天""地""人"同时处在一个"大宇宙"之中。但是，近代以来的数百年中，西方文化起到了许多负面的作用。特别是在工业革命之后，往往把人与自然割裂开来、对立起来，对大自然巧取豪夺，最终造成了今天的恶果。新型冠状病毒肆虐只是恶果之一。

1840年以来，伴随着坚船利炮进入中国的西医，逐步成了主流医学，而传统的中医却逐步被边缘化了，人们的健康理念、对疾病的认识也逐步发生了质的改变。

传统中医强调脏腑之间的关系，不仅认为"心""肝""脾""肺""肾"五脏是一个整体；五脏六腑，乃至人体，也是一个整体，是一个"小宇宙"。而且，这个"小宇宙"又是与自然、社会这个"大宇宙"紧紧相连的。而以西方文化为基础的西医学则更加注重"局部的""细节的"研究。

局部的、细节的研究固然是重要的，这在人类的认知史上可能是一个阶段性的进步；但当他走到了极端，也就违背了自己的初衷，走到了自己的反面。这就可能是一种倒退。

任何脱离了整体的，局部的、细节的研究都可能使人类陷入一种"自以为是"的"新的认知的错误"，如同"盲人摸象"一样的错误。

面对着盖茨所说的这个"伟大的修正者"，从现实的角度，从此次抗疫斗争的实践出发，我们应该回顾些什么？思考些什么？修正些什么？

本人冒昧地提出几点，供大家参考。

第一，我们中国的专家，还是要更加懂得我们的中国才好。

80年前，毛泽东主席在他著名的《改造我们的学习》一文中，曾经无情地鞭挞那些面对中国革命的实践，"言必称希腊"，而对自己的祖宗"则对不住""懂得甚少"的"学者"。而今天，面对新型冠状病毒的肆虐，也有一小部分"言必称欧美"的"专家"，他们对老祖宗给我们留下的文化和医学遗产也是"懂得甚少"；对中国的国情"懂得甚少"；对习近平总书记治国理政的新思想"懂得甚少"；对我们特有的理论自信、制度自信、道路自信、文化自信，并由此而在此次抗疫斗争中所体现出来的中国精神、中国力量、中国担当"懂得甚少"；对于此次中医药参与抗疫所取得的成果，对中医药所表现出的突出优势"懂得甚少"，甚至是视而不见、充耳不闻，或有意无意地进行打压。他们所向往和期盼的，只是瑞德西韦之类的"美国神药"。

现实又怎么样呢？我们中国已经取得了世界人民有目共睹的抗疫的伟大胜利。同时，我们还取得了脱贫攻坚的伟大胜利。中国是 2020 年世界主要经济体中唯一实现经济正增长的国家。

在这样的铁的事实面前，不知那些对欧美的医疗技术顶礼膜拜，把欧美的医疗体系奉为圭臬，就像企盼救世主，就像祈求神明一般，追逐"美国神药"的专家们，你们又做何感想呢？

西方医学，包括他们的医疗技术、医疗体系，真有那么先进吗？真是值得我们那么亦步亦趋吗？即便某些方面的确先进，值得我们学习，又应该以什么样的态度和什么样的方式来学习呢？是"生吞活剥"地学习，"照葫芦画瓢"地学习，还是结合我们的实际，为解决我们中国人民的健康和生存繁衍的实际问题来学习呢？这都是值得我们深思的。

其实，医疗体系的设计、建立和巩固，甚至医疗技术的进步和发展，都是在治国理政的思想指导下进行的，都是与社会管理和治理体系密不可分的。

这次中国抗疫的伟大胜利，就是对以上理念最好的诠释。这次我们中国人民抗疫的伟大胜利，应该更加增强我们的道路自信、理论自信、制度自信和文化自信。

第二，"牝牡骊黄"的故事，深藏着祖先的大智慧。

我想，许多朋友应该知道这个故事，哪怕对这个故事不熟悉，也会熟悉"伯乐"这个人。

伯乐善相马，为秦穆公发现了许多千里马。

伯乐一天天老了，秦穆公着急了，便对伯乐说，你老了，谁来为我找千里马呢？你的相马术已经传给了你的子孙了吗？伯乐回答说，我的几个子孙只能发现一般的良马，还没有发现千里马的本领。我的朋友九方皋才有发现千里马的本领。于是，秦穆公找到了九方皋，让他帮助寻找千里马。过了两天，九方皋说，找到了。秦穆公问，在哪里，是一匹什么样的马？九方皋答，就在离这儿不远的一座沙丘上，是一匹"牝"而"黄"的马。秦穆公派人去找，结果是一匹"牡"而"骊"的马。牝，就是"雌"；牡就是"雄"；骊，就是"黑"。九方皋说的是一匹黄色的母马，而实际上是一匹黑色的公马。秦穆公生气了，找来伯乐：你推荐的九方皋，连公母、黑黄都分不清，还能找到什么千里马？伯乐笑着说，主公你看，这不是一匹千里马是什么？秦穆公一看，此马果然不同凡响。伯乐又笑着说，这就是九方皋的高明之处，他只看千里马的风骨，只要是千里马，管它是公是母，是黄是黑！秦穆公顿时醒悟，以为"是"。

这个故事，告诉了我们一个深刻的道理，蕴藏着我们祖先的大智慧。

我们以这个故事所揭示的认识事物的观念和方法，来看待新冠肺炎肆虐和我们的抗疫实践，应该引起什么样的思考呢？

第三，"绿水青山，就是金山银山"，还有经济学之外的意义吗？

习近平总书记"绿水青山，就是金山银山"的理念，思想非常深刻，意义非常重大。

我们回顾一下：这段话是习近平同志任浙江省委书记期间，2005年8月在浙江湖州安吉考察的时候所提出的科学论断。实际上，这是一个高屋建瓴的顶层设计。十几年来，浙江人民一直从生态保护和经济建设，既利于当代，又造福后代的战略高度，来践行这个科学思想。这种科学思想逐步发展成了从"建设美丽浙江"到"建设美丽中国"的生动实践。

这次抗疫斗争，更让我们深刻认识到，"绿水青山，就是金山银山"这个科学论断的深远意义，更让我们深刻认识到习近平总书记"良好的生态环境是人类生存与健康的基础"的科学思想。"绿水青山"与人类的繁衍、与人类文明的传承息息相关！习近平总书记领导我们保护和建设"绿水青山"，就是保护和建设中华民族千秋万代的"富裕之山""美丽之山""健康之山""幸福之山"，就是在巩固和建设中华民族千秋万代的"复兴之山"和"胜利之山"！

第四，是"患者第一"，还是"病毒第一"？

可能有人说这个问题问得有点滑稽，当然是"患者第一"，难道还有人说是"病毒第一"吗？

我不是反对重视病毒、研究病毒。知己知彼，才能百战不殆。我也不是反对专家们的研究要有所分工，病毒学家们的研究重点，当然是在病毒上。但是，我们必须明白，研究病毒的目的，还是为了"人"。我反对的只是为了研究病毒而研究，甚至只是为了取得某个领域的权威地位而研究。

上面，我们是从研究的目的上来谈这个问题。除了研究目的，还有个思想方法问题。病毒是通过具体的人来致病的。病毒致病在人群上肯定有共性；但在具体的人身上，又还有个性。只研究病毒，而忽视病毒致病的共性和个性的研究，这是一种"见物不见人"的研究方法，在方向上就是错误的。这种研究，体现在治疗上，就更为可怕。在一些专家看来，只要把病毒抑制住、消灭掉，就万事大吉了。只要达到这个目的，可以不择手段，不计后果。病毒抑制或者消灭后，感染病毒的人到底怎么样了，好像并不重要。这种错误，我们过去犯过，难道今天还要继续犯吗？难道不应该在新型冠状病毒面前"修正"过来吗？难道我们还要重复这样的错误，让这样的错误"重新开始"，不断"循环"吗？

扶正祛邪，养好娇嫩之脏

对肺方略

　　请注意，我前面几章讲到肾，讲到脾，讲到肝，讲到这些部分的时候，都是说的"对肾'方''针'""对脾'方''针'""对肝'方''针'"，唯独这里讲到肺，我用的不是"方""针"，而是"方略"。"方""针"和"方略"显然是有所不同的。

　　方略更加的宏观，具有顶层设计的性质，而方针则比较具体，特别是我们前面几章所说的"方""针"，实际上是用了一个借用词，"方"指的方药，"针"指的是针灸之类，这就显得更加具体。我们现在把"方针"提高到"方略"的高度，显然是有用意的。

　　肺处于上焦，开窍于鼻，十分娇嫩；寒也寒不得，热也热不得，燥也燥不得，润也润不得：肺一旦患病，往往是寒热夹杂，燥湿兼有，虚实一体，只是孰轻孰重而已。

　　"五脏六腑皆令人咳，非独肺也"，这不仅仅体现在理论上，结合临床，我们就更加能体会到肺与五脏六腑的紧密关系。所以，在对待"肺病"上，较之其他，我们就更要在学习掌握基本规律的基础上，灵活运用，切不可墨守成规，作茧自缚。"治肺"最具挑战性，也最具实战性，是中医理论与中医临床实践结合的最好、最紧密的一个领域。

　　如果你结合现行的《方剂学》教材来学习，就会发现现行的《方剂学》教材的分类中，解表剂、祛湿剂、祛痰剂、理气剂自不必说，其他如和解剂、清热剂、治燥剂、化瘀剂，甚至固涩剂、温里剂、治风剂、开窍剂、消食剂、泻下剂，等等，无不与治肺有直接或者间接的关系。

面对这种情况，初学者往往会觉得有点"难得要领"。

但是，我要告诉你，千万不要因为怕"难得要领"而犯难。其实，这正是中医的特色。你一旦在此"悟道"，进而在实践中"得手"，就一定会觉得趣味无穷。如果被这种分类框住了手脚，你是学不好中医的。

你还可以进一步想一想，你怎么才可以学得更加"灵活圆通"呢？分类是死的，运用是活的；物是死的，人才是活的。这种分类无外乎是为了初学者更加容易入门而已，而不是说这就是最合理的分类。

"道可道，非常道；名可名，非常名"也。

我们还可以更加深入地思考和研究一个问题：中医的几种辨证纲领，或者说几种辨证的指导思想，即六经辨证、卫气营血辨证和三焦辨证，等等。吴又可《瘟疫论》又谈到了非寒、非热、非暑、非湿的"戾气"。为什么在张仲景提出了六经辨证之后，叶天士又要提出卫气营血辨证？吴鞠通又要提出三焦辨证呢？吴又可又进而提出《瘟疫论》的辨证思想和辨证纲领呢？直到现代，江西的万友生先生又要提出"寒温一体论"呢？陕西的张学文先生在外感热病的治疗上又要提出"截断"的治疗思想和方法呢？为什么这些医学大家始终把他们辨证创新的热点、起点，或者说难点，都放在这个上面呢？其实，六经辨证也好，卫气营血辨证也好，三焦辨证也好，瘟疫论也好，或者还可以加上薛生白的湿热病辨证也好，再加上现代的万友生先生的"寒温一体论"和张学文先生的"截断理论"，他们的立足点、起点、注意的焦点，或者再加上关注的难点，都放在这个上面。"这个上面"，又在哪里呢？如果从五脏六腑的角度看，都在"肺"上。可以说，这一切都是"从肺开始"的。

为什么这一切都是"从肺开始"呢？可以这样说，我们的祖先、历代医家，都是被"邪"、被"毒"、被"疫"、被"病"逼出来的，我们的医理都是在跟"邪"、跟"毒"、跟"疫"、跟"病"的抗争中，探索和总结出来的。由于"肺"的"寒不得、热不得、燥不得、润不得"的娇嫩的特点，再加上其所处的位置，外来的邪气、戾气，首先就会侵犯肺系。所谓"温邪上受，首先犯肺"是也。

张伯礼院士说，我国在 3000 年间就有大大小小的瘟疫 500 多次，有清楚记载的大规模的瘟疫就有 300 多次。新冠肺炎对我们中医界来说就又是一次严峻的考验。我们中医的"道"和"术"的两个层面，都在接受着检验和考验。

我们再反思：哪些是我们要坚持的，要传承的，要发扬的；哪些又是我们要修正的，要弥补的，要创新的。

我们中医从对新冠肺炎的方略，到整个对肺方略，都是在实践中不断进步，逐步形成的。不是某一两个人制定的，也不是一成不变的，而是实践的积累、历史的积淀和集体智慧的结晶。是我们在大疫面前，浴火重生，总结和升华出来的"中国智慧"。

国务院新闻办公室 2020 年 6 月 7 日发布的《抗击新冠肺炎疫情的中国行动》白皮书肯定了中医药"治未病""辨证施治""多靶点干预"的"独特优势"。这实际上也是对中医在诊治新冠肺炎指导思想上的一个高度的概括。也可以说，是对中医"对肺方略"的高度的概括。

我们先来看看"治未病"。

因为外感热病首先是侵犯肺系，"温邪上受，首先犯肺"。自然，我们"治未病"的重点和第一战场、主战场就要放在肺上。张仲景六经辨证的"太阳病"，叶天士卫气营血辨证的"卫分病"，吴鞠通三焦辨证的"上焦病"，其病位都在"肺"上。万友生先生的"寒温一体论"，其论述的重点和关注的"焦点"也在"肺"上。张学文先生的"截断理论"，也主要是想把外感热病的病位"截断"在"肺"上。这些都是中医所说的"未病防病，已病治病，病入防渐"的意思。这都体现了中医"治未病"的指导思想。

所谓疫戾，也就是吴又可《瘟疫论》中所论述的戾气，那是一种超常规的病毒，它侵犯人体的部位和方式又有自己的特点。但是，毕竟它首先打击和重点打击的，还是在"肺"。只不过，它在首先和重点打击"肺"的同时，也展开了多靶点、多脏器的攻击。

顺理成章，第二个，我们就要谈谈"多靶点干预"的问题。

所谓多靶点干预，用中医的术语来说，就是"五脏同治，五脏同调，脏病腑治，脏腑并重"的治疗方略。就是我们在认识和治疗上，在重点关注"肺"的同时，还要"多点"地关注心、肝、脾、肺、肾多个脏器体系，特别在治疗上也要多靶点干预。对方这样来，我们就要如此去对付，还是那句老话——"兵来将挡，水来土掩"。

至于辨证施治，就是要考虑个体特征，因人、因时、因地而具体考虑治疗的方案。既要考虑"共性"，也要考虑"个性"。这也是中医的突出特点和优势。

这次在新冠抗疫的战场上，接受了考验，大放异彩的"清肺排毒汤"就是这个方面的一个突出范例。它既注意到了"未病防病，已病防渐"，同时又注意到了"多靶点干预，五脏同治同调"。一个清肺排毒汤，实际上综合了麻杏石甘汤、五苓散、射干麻黄汤、橘枳姜汤、小柴胡汤等多个《伤寒论》的经典方剂。还根据实际情况，加进了藿香等药。由经典方剂综合组成一个"普济"大方。

抗疫的实践证明，它的效果是非常显著的，国家中医药管理局数据显示，至 2020 年 5 月 20 日，纳入"清肺排毒汤"临床救治观察的 10 个省份（不包括湖北省）66 家定点医院 1337 例本土患者中，有 1223 例临床治愈出院（占 98.95%）。这其中有 57 例是重型患者。救治对象中无一例轻型转为重型、普通型转为危重型。

这是一个源于经典又面对现实，且有很大创新的方子。可以说是在新冠疫情面前，锤炼出的一个良方。它既重点关注"肺"的保护和治疗，又高度关注了心、肝、脾、胃、肾的协同保护，这是非常难得的。这正是中医的思维特点，也是中医在防治疾病上的突出特色。这个方子有 21 味中药，其中，16 味是归肺经的，也就是说，是直接作用于"肺"的，同时它又兼顾了心、肝、脾、肾。是一个纵观全局，把握整体，把人体看成一个"小宇宙"的良方。

这次抗疫，也有许多民间中医，甚至是远在海外的中医积极参与。其中，沈谦益老中医对于这次抗疫提出了自己的方案或者叫方略。这个

肆

扶正祛邪，养好娇嫩之脏

方略，无论是从理论上，还是从实践上，都是非常有价值的。

他的方略，概括起来就八个字："避瘟""净秽""普济""辨治"。

"避瘟"，就是要避开、隔离、远离病毒，避免传染。"净秽"，就是要净化环境，消除传染源。"普济"，就是要寻找一个适用于广泛人群的方法和方剂。"辨治"，就是要针对不同的人、不同的地域、不同的天时，以及相同的患者的不同病程，采取不同的治疗方案和方法。

沈先生的方略简明扼要，一语中的。

从张仲景到叶天士，到吴鞠通到王孟英和薛生白，再到蒲辅周，到万友生，到张学文，到张伯礼，到王永炎，到仝小林，到刘清泉，再到我们广东的张忠德，到深圳的陈生、刘禹翔，到我们宝安的林国彬、谢嘉嘉，我们的中医，一代一代地血脉相传。从古到今，从官方到民间，从国内到海外，血浓于水，我们都是"中医人"。面对着一波又一波凶狠的外邪、戾气、病毒，我们也一代又一代顽强地捍卫着我们中华民族的健康和繁衍。中医的抗疫方略、对肺方略，也是在斗争中不断地总结、积累和发展的，是集体的智慧，是中华民族的智慧。

"传承精华，守正创新"是我们光辉的旗帜，我们要"传承不泥古，创新不离宗"，让我们的"对肺方略""抗疫方略"展现出"中国精神"的风采，揭示出"中国智慧"的真谛。

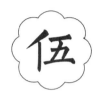

修心、养心，护卫
"人体司令部"

　　"心"是什么？西医所指的是"心脏"，或者最多指包括冠状动脉、肺动脉之类的大动脉在内的"心血管系统"。中医所指的"心"，自然也包括这些，但却不止于此，其范围更加广泛。

　　我们把对心的研究分成两个层次，一个是"血肉之心"，即"物质之心"；一个是"神灵之心"，即"精神之心"。这，是有实际意义的。

"主血脉""主神明"的"君主之官"

　　我们还是先从西医的角度来看看"心"。（图5-1）

　　成年人的心脏有多大？有人说像你自己的拳头那样大，有人说和一个普通的梨一样大。说具体一点，直径15厘米左右，重量约350克，不到一斤重。就这么一个小小的心脏，它要不停地为重于自己200倍以上的你的身体，源源不断地输送血液。心脏在人的一生中所做的功，相当于把3万公斤重的物体举到珠峰之巅。心脏就像一台永不休止的发动机、一台永不停息的泵，无怨无悔地为我们的机体工作着；心脏的辛苦是难以想象的，而且，它总是"进行时""永远在路上"；它如果进入"完成时"，停止了前进和运行，生命也就走到了尽头。

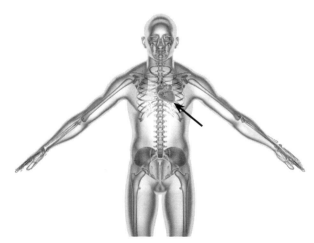

图5-1　心脏

心脏如此重要，又如此辛苦，对于此，作为成年人，不管生活经历如何，也不管文化层次如何，都应该或多或少，或深或浅有所了解。"心"一旦有病，往往置人于死地。大家应该都听说过"猝死"。所谓"猝死"，顾名思义，就是突然死亡。专业一点说，猝死，是指平时身体健康，当然，大多是貌似健康，这样的患者，在很短的时间内，因自然疾病而非其他外来因素而突然死亡。心跳停止、呼吸停止、意识丧失、瞳孔散大。据统计，75%的猝死是"心源性"的。也就是说，大多数猝死与心脏，或者广义一点说，与心脑血管有关。很多优秀运动员正在运动生涯的高峰，却从辉煌的顶点，一下坠落下来；不少顶尖的科学家、艺术家正在科学的巅峰、艺术的象牙塔上创造成绩，却如同断电，生命之灯突然熄灭。我们为此而扼腕长叹，甚至会对着苍天高喊"天妒英才"！但是，我是一名医生，而且是一名从医50多年的老医生，在为这些早逝的英才悲痛叹息之余，当我平静下来，恢复理智，脑后好像又出现了另外一种声音，这是一种从遥远的天际传来的声音：你是英才，也不能逆天而行啊！

中医也认为"心主血脉"。

《素问·五脏生成》曰："诸血者，皆属于心。"

《素问·痿论》更明确地指出"心主身之血脉"。

可以说，中医"心主血脉"的认识，与西医对心脏，或者说对整个心血管系统功能的认识是基本一致的。

但是，中医还进一步认为，"心"不仅是人体动力之源，主导着血液的供给和运行，同时还主导着我们的精神活动，是"主神明"的"君主之官"，是主导和指挥整个人体的"司令部"。在这一点上，和西医的认识是不同的。

《素问·六节藏象论》曰："心者，生之本，神之变也。"《素问·宣明五气论》曰："心藏神。"《灵枢·邪客》曰："心者，五脏六腑之大主也，精神之所舍也。"

《素问·灵兰秘典论》更加鲜明地指出："心者，君主之官也，神明出焉……主明则下安……主不明则十二官危。"

《周易·系辞》曰:"形而上者谓之道,形而下者谓之器。"可以说,这是我们祖先认识事物、认识世界的两个层次。《道德经》又将其细分为"道""法""术""器"四个层次。其实,从根本上说,还是"形而上"和"形而下"两个层次,即"道"和"器"。

"形而下"者,是实体的层次,是事物实体本身,是以事物的实体为主体、为基础而产生的知识、技术层面的东西,或者,还包括由此而升华产生出来的一般性的方法,甚至法则方面的内容;"形而上"者,虽然也以实体和物质为基础,但侧重的是精神、是心灵、是思想、是智慧,是源于自然而又超越自然的东西。

我们回过头来讲"心"。西医侧重研究的是"心脏"、是"心血管系统"这个实体,是"器";而中医更侧重研究的是"神"、是"精神"、是"神明之府"、是"五脏六腑之大主"、是"君主之官"、是"主明则下安""主不明则十二官危"这类更高层次的东西。

中医对"心"的认识分成了两个层次,一是"主血脉"之"心",一是"主神明"之"心"。一是物质,是"器";一是"精神",是"道"。"道"与"器"结为一体就变成了一个完整的"心";不仅仅是心脏,也不仅仅是心血管系统,而是一个巍巍然的"君主之官"。它不仅是整个人体的动力之源、生命之源,更是五脏六腑、四肢百骸的最高司令部。

中医"心主神明""心为君主之官"的认识有重要的理论意义和实践意义。

这一认识,让我们不仅摆脱了对"心"囿于"心脏""心血管系统"的认识,摆脱了把"心"仅仅看成一个单独的器官的局限的孤立的机械的认识,而且让我们把"精神的心"与"物质的心"结合起来了,把"心"与五脏六腑、四肢百骸联系起来了,还进而阐明了"心"在整个人体中所处的特殊地位、所起的特殊作用。

这一认识,让我们对"心"的养护和保健,对"心病"的预防和治疗,乃至让我们对整个机体的养护和保健,对整个身体疾病的预防和治疗，都上升到了一个全新的高度，为我们的认知和实践，开拓出了一个更加广阔的空间。

我们的祖先、我们的中医学，由于时代的局限，由于技术的局限，对"心脏""心血管系统"，从现代解剖学、生理学、病理学的角度得来的认识确实远远落后于西医；但是，对"心"的整体的认识、对"心"与整个机体的关系的认识，却是非常高明、非常科学、非常难得的，是远远高明于西医的。我相信，这将进一步为我们不断进步的实践和认知所证实。

如同"盲人摸象"所揭示的那样，一个是整体的模糊的正确和局部的"偏差的错误"，一个是整体的明显的错误和局部的"精准的正确"；如果必须"二选一"，你会选哪一个呢？如果把二者结合起来，并加以优化，结果会不会更好呢？

中西医之争，是必然的，是不可避免的。但这个"争"，不是争个我高你低，不是相互攻讦、相互贬低、相互打压，而是要相互了解、相互尊重、相互学习，取长补短。这个"争"，是为了让我们更加辨明真相、寻求真理，追求在医学、在人类健康领域认知的进步和完善，是为了向人类奉献最优化的"大健康方案"，是为了给大众提供更合理、更务实、更有效的疾病预防和治疗手段，从而造福全人类。

希望这一切能从"心"开始。

我心有度，一个看似平凡的大智慧

日月星辰总是刚健地运行，不停地前进，播撒阳光雨露，让大地回春，同时也不断地更新着自己；山川大地，总是稳稳地承载，无私地容纳，奉献甘甜乳汁滋养万物，同时也永葆着自己的青春。这就是苍天，这就是大地，这就是我们的父母。我们的思想，我们的行为，我们对待自己、对待自己的身体、对待世间的万事万物，也应该效法苍天、效法大地、效法我们的父母。我们既要自信地、刚健地、不断地前行，也要无私地、宽容地、稳重地承载。我们既要把自己练就成开拓前行的英雄，也要把自己修炼成宽厚稳重的智者。"天行健，君子以自强不息""地势坤，君子以厚德载物"。这里面就蕴藏着天、地、人间最大的神勇和智慧，这就是"度"。

我们的心和肺都处于胸腔之中，也就是中医所说的"上焦"的位置。中医认为它们都非常重要，把心称为"君主之官"，把肺称为"相傅之官"。但有一点不同，心不像肺那样娇嫩。心肌细胞不可再生，所以你也从未听说过谁的心脏患了癌症。中医还认为，"心主不受邪""以心包代之"。心的外围还有一层"心包络"，往往是由它代受外来入侵之邪。所以中医有"热入心包""邪犯心包"之说。换句话说，心不像肺那样直接处于一线，也不像肺那样娇嫩。它是人体永不停息的发动机，它是维持我们生存、推动我们不断前行的生命之泵。但是，我们也必须看到，这台发动机、这台生命之泵，也是一台血肉之机、血肉之泵，而非钢铁之机、钢铁之泵。心要出问题，一般就不是出在外部，而是出在内部，其中一个重要原因，就在于我们"用心无度"。

我们要拥有一颗健康聪明的心，就要知道"我心有度"的道理。

1. 要用心，但不能用之太过

优秀的科学家、艺术家、运动员，都是"用心"之人。他们工作起来、创造起来、运动起来，耗氧量远远高于常人。为了满足他们的高耗氧量，心脏就得加倍工作，甚至超负荷、超极限地工作，心跳就不断地加快。心跳的极限是每分钟220次，超过这个极限就会出问题。老年人和长期坐着、缺乏锻炼的人，一般达不到这个极限就已经出问题了。或"心梗"，或"脑梗"，或"脑溢血"，从而引起"猝死"。即使有幸逃脱一死，也落个"中风后遗症"，甚至成为"植物人"，生不如死。"心"是要"用"的，用则进，废则退，这道理谁都懂。但如用之过度，就会走向反面。《黄帝内经》强调"不妄作劳""形劳而不倦"，就是要我们掌握运动和劳动的"度"。要"动"，"心"要动，"形"也要动。"动"，本身就是对"心"的锻炼，让"心"更加健康更加强壮。但一过度，无论是"心动"过度，还是"形动"过度，都会"伤心"，甚至酿成悲剧。

2. 要有"心眼"，但不能耍"心眼"

从现代解剖学的角度看，人的心脏有4个腔体，即左、右心房和左、右心室；有几根大血管，即主动脉、肺动脉、腔静脉、肺静脉。这些，都可以看作我们的"心眼"。这些"心眼"，保障了心脏的正常工作、血液的有序运行。

不少人总认为常人的"心眼"不够用，总要自作聪明地多耍出几个"心眼"来。这样一来，问题就出来了：冠状动脉硬化、主动脉硬化、肺动脉硬化，二尖瓣、三尖瓣、主动脉瓣、肺动脉瓣闭锁不全，等等，或单个，或几个，或一股脑儿都出来了。这样一来，"心眼"就多起来了。于是，该开的不开，该关的不关，该流的不畅，该顺流的出现了倒流，如此等等。心脏，这台不停息的发动机，这台辛勤工作的泵，怎么经得起如此折腾？

中医认为，人的思维和情志活动都是由"心"来主导的，"心"实际上涵盖了"脑"的功能。苍天所赋予我们的，是平等的。正常地用心用脑尚且要注意"度"，更不用说非正常的使用了。要小聪明，要"心眼"。"心眼"越要越多，就会出问题。无数事实证明，日常生活中"心眼"多的人，也是心脑血管疾病的高发人群。当然，有的人"心眼"多是有先天因素的，比如"先天性心脏病"患者。但即使如此，也是有因而有果，可能病根在其父母或其他长辈身上。也有的人是后天环境逼出来的，比如林黛玉。贾宝玉第一次见到她的印象就是"心较比干多一窍，病如西子胜三分"。但不管怎么说，"心眼"多就会出问题。

这里好像有将心理学上的"心眼"与生理学、病理学上的"心眼"混为一谈之嫌。但是，请诸君想一想，这两种"心眼"中间，难道就没有联系，就没有因果关系吗？

3. 要喜悦，但不要"欣喜若狂"

中医认为，心为火脏，喜热烈，喜阳光。愉悦而平和的心境，对心脏的健康是最有利的。研究成果连续20年蝉联全美第一名的美国克里夫兰心脏病中心的专家们也认为"快乐和外向的性格能够显著降低心脏病风险"。

"我心有度"，在情绪问题上体现得也十分鲜明。愉悦快乐、平和外向，对"心"是有利的，但也不能过度。"大喜伤心"，就是物极必反的表现。吴敬梓笔下的范进，中举之后大喜过望而发癫狂就是一个典型。这种典型在日常生活中并不少见。"文革"中受迫害的一些老干部、老知识分子，一旦恢复正常生活，不少就因为欣喜过度，本来就虚弱的身体承受不住而发病，病而致残，甚至病而离世者，并非个别。

美国克里夫兰心脏病中心的研究也发现，美国全年中心脏病发作的高峰是在圣诞节这一天，而次高峰在圣诞节的第二天。什么原因？高兴过度，狂饮暴食嘛。当然，也有天气寒冷等因素。

我国有一种民间称为"马上风"的疾病，其实就是"房中猝死"，或者"性交猝死"。年轻人新婚之夜，或者久别重逢，过度兴奋而发生在性交时的心源性猝死。男方居多，民间称之为"马上风"或"腹上风"；女方也有，称为"胯下风"。刚办完婚礼，办完"红喜事"，就要办葬礼，办"白喜事"，真是一出人间悲剧。也有老夫少妻，老汉看到娇艳欲滴的年轻妻子，无法自控，刚上马，甚至还未上马，即已倒下，造成了"尚未出师身先死"的悲剧。读者诸君千万别以为我是在说笑话，我是在提醒："我心有度"，不可自欺！

4. 进门看脸色，出门看天色

我们可别小看了这句俗语。它是在提示我们，在生活中要注意社会环境，也要注意自然环境。

我们一"进门"，或者广义一点说，一进入新的社会环境，难道不要看一下"门"内人的"脸色"吗？不看不顾地就大发一通议论，不看不顾地就为所欲为，会带来什么样的后果？首先是心理的落差所带来的心理冲击，因此而"伤心"。当然，如果你真正强大到可以不看不顾，让"门"内的人都看你的"脸色"，而不是你看"门"内人的"脸色"，那也不是不可以。但谈何容易！

其实，现在在门内就可以"看天色"了，天气预报啊。"看天色"的目的是什么？当然就是决定"融入大自然"还是"宅在家里"。外面阳光灿烂，空气清新，温度湿度宜人，你还"宅"，岂不失去这清肺养心的大好机会？在这样的环境里，或散步，或慢跑，或打打太极，或跳跳舞，舞舞刀剑，我肺清肃，我心愉悦，如同神仙，何其快哉！相反，外面雾霾重重，空气污浊；或严寒，甚则又寒又湿；或酷热，甚至又热又湿；这种自然环境，会让我肺失去清肃，也让我心失去愉悦，进而失去通畅，或"心梗"，或"脑梗"，或肺源性心脏病，都是致命的。这种自然环境，我们是要尽量回避的，这就是《黄帝内经》所说的"虚邪贼风，避之有时"。

当然，在社会环境和自然环境面前，我们也不是完全被动地"顺应"，我们也在创造和优化着我们赖以生存的环境，无论是自然环境还是社会环境。为了国家的富强，为了民族的复兴，为了我们的子孙后代，我们正在创造和维护着自身赖以生存的大自然和自身赖以生活的大社会环境的"绿水青山"。

5. 苍天不负"无心"人

追求健康长寿，也要有个度。

我们在现实生活中经常会遇到这样一种人：喋喋不休地说"健康"，钻头觅缝地寻"长寿"，其痴迷程度不亚于当年秦始皇求不老之方，寻不死之药。这样的人往往病病恹恹、神经兮兮、言行怪异。他们对"健康长寿"太上心了，太当回事了，结果是适得其反。

历尽人间风雨，以 98 岁高龄辞世的著名历史学家周谷城在介绍自己的养生之道时居然这样说："我的养生之道就是'不养生'三个字。我从来不考虑养生不养生的，饮食睡眠活动，一切顺其自然。"

钱钟书夫人、著名作家杨绛在 100 岁时说了这么一段话："我今年 100 岁了，已经走到了人生的边缘，我无法确知自己往前还能走多远，寿命是不由自主的，但我很清楚我快'回家'了。我现在心静如水，我要平静地迎接每一天，愉快地度过每一天，时刻准备着'回家'。"

杨绛 1911 年生，2016 年"回家"，享年 105 岁。难得的是，就是这位"心静如水"，把死看成"回家"的弱女子，93 岁时出版了散文随笔集《我们仨》，96 岁出版了其哲理散文集《走在人生边缘上》，102 岁出版了 200 多万字的《杨绛文集》，共 8 卷。2014 年，103 岁的杨绛在她离"回家"不到两年之时还完成并出版了她的最后一部长篇小说《洗澡之后》。就是这样一位杨绛，活了 105 岁，留给我们一笔宝贵的精神财富。

像周谷城、杨绛这样的人，他们的共同特点是，都不把所谓"健康长寿"太当回事，与前面我们所说的那种日日夜夜追求"健康长寿"的人形成了鲜明的对比。对于"健康长寿"，可以说他们是"无心"之人。他们不向苍天索取，但苍天有眼，不负斯人。

爱心护心，"九个不要""五个一些"

一、九个不要

我心伴我一生一世，我们也必须时时刻刻，一生一世呵护她。不是要我们背金科、记玉律、喊口号，而是要我们在日常生活的点点滴滴中养成养心护心、呵护我心的好习惯。

需要养成的好习惯很多，这里只是举例而已，而且可能与前述会有所重复。但请诸君注意，这绝不是简单的重复，而是强调和深化。

1. 不要忽视睡眠问题

日出而作，日落而息。白天工作，晚上睡觉，这本应是我们的基本生活规律。睡眠好是正常的，睡眠不好是不正常的。但是很可惜，有资料表明，现在的地球人，48% 有睡眠障碍，睡不好觉。如果地球人口以 70 亿计，48% 是多少？宁静的夜晚，有多少心神不宁的人在痛苦地翻来覆去？从我的周边情况看，估计不止 48%，应该是超过 50%，也就是说，我们有一半以上的人有睡眠障碍。睡眠不好，不仅会"上火"，口舌生疮，胸闷心悸，甚至会让我们患上高血压、心脏病，进而甚至会造成心梗、脑梗、猝死等严重后果。

为什么中老年人的睡眠普遍比年轻人更差？心血亏虚了。中医认为，"心"也是要靠"血"养的，气血充盈，心就滋润，就安宁，就不易

"燥"，也就不易"躁"了。中医还认为，"精"与"血"是密不可分的，心血亏虚往往与肾精亏损有关。女性"七七之数"49岁，男性"八八之数"64岁，一般就进入了"更年期"（现在普遍年轻化，普遍提前），性激素水平猛然下降，阴阳严重失衡，睡眠障碍症状明显加重。这就是肾精亏损引起的心血亏虚的表现。中医在临床上用"二仙汤"，取得很好的效果。"二仙汤"的组成：仙灵脾（也叫"淫羊藿"）、仙茅、巴戟天、当归、知母、黄柏。它通过"填精补血""补肾宁心"而达到"安神"的目的，从而改善睡眠。

常有患者跑来感谢我，说从来没有睡过这么好的觉。我说你不要感谢我，这是你自己努力的结果。你听了我的建议，心态平和了，生活有规律了，饮食吃好了，吃喝科学了，又有了适度的运动，再加上你相信中医，配合适当的中医药调理，睡眠逐步好起来是必然的。

当然，现在很多年轻人的睡眠也不好。主要原因何在？任性。任性往往是与纵欲联系在一起的。心，总是被非分的欲望塞得满满的，一点也不空灵；肝，总是因为欲望不能得到满足"郁而生火"；肾，总是因为放纵而精气亏损；脾，总是因为大鱼大肉而失去了健运。神怎么可能安？心怎么可能宁呢？自己在"欺心玩命"，谁又能救得了你？你必须自救。自救的良方就是"舍得"。"舍"，就是抛弃非分的欲念和妄想。"得"，就是由此而得到心的安宁和身体的健康。

这与年龄几乎没关系。

2. 不要忽视给身体补水

有许多朋友因为怕晚上起夜而睡前不喝水，这是不对的。春夏自不用说，即使比较寒冷的秋冬，睡前也是要补水的。我的经验是，先含一勺蜂蜜，慢慢噙化，然后用一小碗温开水下咽。可以补水，可以润喉，有助睡眠，有助预防夜间中风。早上补水就更为重要，也是先含一勺蜂蜜，夏季三小碗，秋冬一至两小碗温开水下咽。一夜下来，我们要损失许多水分，若不及时补水，血液浓度很高，容易发生中风。中午午间小憩后也要适当补水。中风高发的时间段是早上6点到9点，下午3点左右。至于糖尿病患者，是不是连蜂蜜也不能用，值得探讨。

正确及时地给身体补水，不仅有利于心血管的健康，也有利于肺和呼吸道的健康，同时也让我们有滋润而富于弹性的皮肤，"肺主皮毛"嘛。对消化道的好处也是不言而喻的，经常补水的人便秘的概率也就大大降低了。

3. 不要抽烟，不要酗酒

抽烟的危害自不必说，不仅危害自己，还会祸及他人，特别是跟你生活在一个屋檐下的人，当然是自己的亲人，他们都在被迫抽着"二手烟"，其危害并不亚于"一手烟"。现在很多公共场所都在禁烟，为了"照顾"烟民，就辟出一个小地方来，叫作"吸烟区"。非常可怕。一个小小的，有的还是一个不通风的空间里，挤着10多个、20多个，甚至更多的人。你对着我，我对着你，吞云吐雾，一手、二手烟同时抽。有报道说，有人在此抽着抽着就心脏病发作，来不及抢救，就一命归西。

有烟客说，酒后一支烟，快乐像神仙。其实，酒后抽烟是十分危险的。我说，酒后一支烟，快马又加鞭。不过，快马加鞭是往火葬场跑，是往坟墓里奔，而不是奔向健康与光明。喝白酒30~60分钟，喝葡萄酒1~3小时，抽烟、喝浓茶、喝咖啡都会加重心脏的负担，甚至会造成危险。葡萄酒代谢得比白酒还要慢。

不要"借酒消愁"。中医认为，"愁"与"肝"的关系很大。"愁"，你不去用其他方法"疏解"，而是用酒来消愁，结果不仅"伤肝"更加厉害，还进一步"伤心"。"借酒消愁愁更愁"，有的人就愁得住院去了，甚至找阎王爷报到去了。酗酒就更要不得了，有人说，醉一次酒就等于患了一次严重肝炎，这并不为过。"伤肝"又进一步"伤心"，很多心源性猝死就发生在酗酒之中或之后。

4. 不要随意熬夜，不要胡乱桑拿

熬夜打乱了我们的生活节奏，对我们的身体健康，特别是心血管的健康是不利的。我们要尽量避免熬夜，特别是随意任性的熬夜。因为工作，因为学习而熬夜，可能难以避免。很多时候，我们是因为管不住自己，为聊天，为 K 歌，为泡吧而熬夜，这就非常不应该了。特别是有的人熬夜的时候，抽烟、喝酒、喝咖啡、喝浓茶，这就更危险了。熬夜时，血液中的肾上腺素含量，血液的黏稠度都比正常值高出很多，再加上烟酒、咖啡、浓茶，那真是又要"快马加鞭"去向阎王报到了。

饮酒、房事、过劳之后，千万不要马上去桑拿，更不能在桑拿房里寻欢。不少人猝死在桑拿房里，都和这些有关。桑拿本不错，但不能胡乱进行。

5. 不要暴怒狂喜，不要暴饮暴食

暴怒会让血压猛然升高，造成脑出血、脑梗、心梗而危及生命，这样的例子比比皆是。暴怒不行，狂喜也是不行的。中医认为，暴怒伤肝，狂喜就直接"伤心"了。其实，大忧也是不行的，大悲大恐也不行。大忧，特别是长时间的忧思会"伤脾"。大悲会"伤肺"，大恐会"伤肾"，这些都会进一步"伤心"。我们爱心护心，首先就要保持心理的平衡、心态的良好和平静，要尽量做到"宠辱不惊"。

暴饮酗酒不好，暴食也不好。饮食饮食，"饮"与"食"是紧密相连的。有许多人把狂饮暴食作为一种享受，这是很愚蠢的。有研究表明，大鱼大肉，过度进食后 1 小时内心脏病的发病率将增加 10 倍以上，很多人就是在暴食之后当了"饱死鬼"。

6. 不要当"电视控""手机控""麻将控"

连续看电视不要超过 1 小时，看了 1 小时要活动一下，不要连续看。否则会大大增加心脏病发生的风险。

很多人，特别是年轻人，几乎在任何场合、任何状态下，都在看手机。聚精会神地看，连续不断地看，一看就是几个小时，甚至从白昼到深夜。这完全是一种成瘾状态。加上有不少人习惯吃快餐、叫外卖，饮食习惯不健康，结果是颈椎、腰椎疾病频发，年纪轻轻就已加入"三高"（血脂高、血糖高、血压高）队伍。不少人因病而住院，甚至猝死。究其病因，根源居然在"手机"上。总有一天，我们将大动干戈，像戒毒一样来对待"手机控"。

"麻将控"多出现在中老年人群中，特别是退休以后的老年人。退休了，时间多了，邀三五好友，一边品品茶，一边搓搓麻将，本也是件令人愉悦的事，据说还可以预防老年痴呆。但一打就是好几个小时，甚至通宵达旦。加上还搞点"刺激"，弄点输赢，有的数额还不小。区区小利，弄得精神紧张，血压升高。附加中间几个烟民吞云吐雾，弄得乌烟瘴气，造成了一个中风的"最佳环境"。退休了本应更好地活着，却自来麻将桌上找死，这是何苦呢？

7. 不要翻身即起，不要埋头拾物

此条主要是针对中老年的，但年轻人也不能忽视，特别是有"三高"的年轻人。

有的中老年人自认为还年轻，早上起床一骨碌就翻起来，这是很危险的，不能逞强。这个动作可能会造成严重后果，中风，甚至猝死。有专家提出中老年起床"3个30秒"的主张，是有道理的。即：早上醒来后不要马上起来，在床上静躺一会，再坐起来；坐一会再下床；下床后安静待一会，或坐或站，才开始穿衣服。千万不要快，一快就容易出问题。以前我们是教育小孩不要赖床，现在我倒是要劝中老年朋友要养成适当赖床的习惯。

东西掉到地下了，我们不能一个大动作，埋头去捡，一定要以尽量不弯腰、不埋头的动作慢慢将它捡起来。因为我们已不年轻了，突然的大动作心脏和心血管都可能负担不起。

8. 不要以为小便大便就可以不讲科学

常言道"管天管地，你还能管我拉屎放屁？"意思是，"拉屎放屁"这种排泄之事是我的私事，谁也管不着。当然，不是要管你，而是向你进行科普宣传。不是管，是提醒你，排泄之事也要讲科学。

医学上有"排尿性昏厥"一说，就是指撒尿的时候晕倒了，甚至中风了。此种情况以男性居多，多半发生在疲劳和酗酒后。喝酒后出汗，出虚汗，出冷汗，反而尿特别多，不少人酒后撒尿就晕倒在洗手间里。中老年人常用的洗手间要加一些保护性装置，比如加装一个把手，小便时能够扶着把手，大便时能扶着把手蹲下和起来，危险就会大大减少。有人说，我还不至于这么老吧。我看，还是早防范为好。

中老年中有顽固性习惯性便秘者很多，女性多于男性。便秘的危害很大，如同把一群生来就是以毒害我们、搞垮我们为目的的恶棍留在我们的身体里，任其折腾。很多中年人，甚至是20来岁的青年女性，满脸黑斑，有碍观瞻，花重金去美容，大多毫无效果。究其原因，一个是月经不调，一个就是便秘。

大便顺畅的人，对于三天五天，甚至十天八天不解大便的人的痛苦，是很难理解的，而这样的人又往往特别性急，一如厕就想马上解出来。于是，就拼命用力。危险就出在这"用力"上，一"用力"，就血管破裂，就中风，就偏瘫，甚至就呜呼哀哉了。这样的例子实在是不少。

要改变顽固的习惯性便秘是需要耐心和毅力的。老生常谈，还要有良好的心态、合理的饮食、规律的作息、适当的运动才行。心态也会影响排便？是的。心情不舒畅，大便怎么通畅？饮食的问题，主要是要多吃杂粮、果蔬，食材要尽量多样化，避免单一，再就是要科学及时补水，身体那么"燥"，大便怎么可能通畅？规律的作息，就是尽量不要熬夜。熬夜的人往往都不滋润，也多半是便秘患者。你总是躺着坐着不动，身体不动，肠胃也就跟着不蠕动，如果你坚持散散步，说不定便秘的问题就解决了。

中医对于便秘的治疗是很有特色的。我们在谈到咳嗽时说"五脏六腑皆令人咳"。其实，也可以说"五脏六腑皆令人秘"，气、血、津、精出现病变，外感内伤皆可造成胃肠功能紊乱，而造成"秘"，或"泻"，或"秘""泻"交错。我们这里主要谈便秘对心血管的危害，其他问题，以后再谈。

特别再强调一句，中老年如厕大便，蹲下时要慢慢蹲，站起来时也要慢慢站，最好以扶手助力。

9. 堵车不要急，不要随便开车窗

堵车，在现代社会发展的过程中，几乎是不可避免的事。我们每个人应该说或多或少都遇到过堵车的烦恼。我要给诸君说的是，既然堵车已是常态，在堵车时就更要控制自己的情绪，不要性急，不要烦躁。德国科学家发现，交通堵塞 1 个小时，心脏病的发病率就提高了 3.2 倍。这是不是准确不敢说，堵车所带来的对身体的危害却是非常肯定的。我们所遇到的堵车，往往不是 1 小时、2 小时。你春节、国庆长假期间返乡曾经经过虎门大桥吗？有人在虎门大桥下被堵了 10 多个小时！于是有"英雄难过虎门关"之说。此时如果心态不平和是极易出事的。当然，除了心态，还有因为堵车时间长所引起的饥渴、二便不方便等问题所带来的尴尬和危害。要提醒的还有，堵车时不要随便开车窗。此时的车辆聚集所产生的尾气集中排放对空气的严重污染是不容忽视的。

挤电梯、挤公交、挤地铁所产生的心理影响和其他因素与堵车也有许多共同之处。我们要正视现实，正确对待。

二、五个"一些"

1. 功名利禄，要淡一些

我们要以"入世"的态度来建功立业。要志存高远，脚踏实地，努

力学习，勤奋工作，积极进取，不断创新，不负社会，不负人民，不负此生。我们又要以"出世"的态度来对待功名利禄。要超然物外，淡泊名利，不思高官，不羡土豪，不恋珠帘，感恩苍天，感恩大地，感恩人民。小我算什么，滴水抔土；大我在心，幸福满满永存。

2. 运动强度，要缓一些

有些人要么不动，要么就拼命动，一曝十寒，想一下子把身体搞得很健美，这并不现实，反而伤身伤心。我们主张多做有氧运动，游泳、散步、慢跑、太极等，特别是中老年人，尽量不做竞技性运动，运动强度要放缓。就是徒步走，开始也要慢而不要快，走了一年半载，心肺功能好了，再逐步加快。中低强度的有氧运动，不仅让心血管健康，而且可以祛除浮躁，保持和促进身心之愉悦。

3. 主食纤维，要粗一些

不要总是吃精米白面，要多吃五谷杂粮，要多吃"全谷食物"。我们的主食要尽可能"杂"，尽可能"粗"，"粗"和"杂"才是我心之所爱。

20 世纪 50—60 年代，有种"92 米"或"96 米"，就是 100 斤的稻谷要打 92 斤或 96 斤的米还带着许多糠和皮，那个年代，人们就是以这种米为主食的。那时的冠心病患者很少。冠心病是一种"富贵病"，是与精米白面有关的。在欧美，有一种标有 wholemeal 或者 wholewheat bread 的全麦面包，很受追捧。国内也有类似的品种。

事实证明，粗而杂的食物，富含植物纤维，可以有效降低心脑血管里的"坏胆固醇"，升高其中的"好胆固醇"，而使心脏病，特别是冠心病发病率下降。冠状动脉，外形像鸡冠，是心脏自己给自己供血的动脉，它的健康与心脏本身的健康密切相关。

4. 果蔬颜色，要深一些

西红柿吃红点的，苹果也吃红点的，红枣选深色的，黑枣更好，葡萄、樱桃，紫色的好，茄子、番薯，紫色的好，紫甘蓝的营养价值更高。深色的果蔬比浅色果蔬的抗氧化物含量更高，能更好地保护和促进心血管的健康，且有抗衰老的功能。

5. 果壳质地，要硬一些

坚果，如榛子、核桃、杏仁、栗子、松子等，含有丰富的锌，硒和镁的含量也很高，不仅有护心补肾的作用，还有抗肿瘤的功能。应该说，坚果一族，也是我心之爱。

本节，可能讲得过细，而且可能有些内容超出了中医的范畴，但是，从我的生活经验看，也是非常重要的，提供给大家参考。

同是换心术，中西医认知各不同

我们应该这样认识：我们实际上有"两颗心"，或者说，我们的"一颗心有两个层次"，一个是"主神明"的"心"，一个是"主血脉"的"心"。前者是"神明之心""精神之心"，而后者是"血肉之心""物质之心"。两心一体，相辅相成。

中医重视的是"神明之心""精神之心"，而西医则更加重视"血肉之心""物质之心"。

中医认为，"主神明"的心，即"精神之心"的健康，不仅直接影响和主导着"主血脉"的心，即"血肉之心"的健康；同时也影响、主导着五脏六腑（"十二官"）和整个人体的健康。心，是"五脏六腑之大主"，心，是"君主之官"，"主明则下安……主不明则十二官危"。

顺理成章，中医重视的是"修心""养心"。而且，中医还认为这个"修"和"养"要一以贯之：未病，要"修"，要"养"；既病，更要"修"，更要"养"。西医重视的是"搭桥""放支架""装起搏器"，甚至是心脏移植。

不容置疑，西医在物质、血肉之心的修复术上，已经取得了长足的进步，甚至是惊人的成就。放支架、搭桥、装起搏器已经挽救了千千万万心脏病患者的生命。20世纪70年代以来，心脏移植术，一种俗称"换心术"的心脏手术，更是从无到有，日趋成熟，成为心脏病心衰患者最后的救命之术。

1967年12月，南非的巴拉德（Barnard）医生施行了人类第一例同种异体原位心脏移植术，取得成功。直至现在，全世界已经成功进行了超过 10 万例心脏移植手术。患者术后 10 年存活率达到了 48% 以上。在我们中国，1978 年，张世泽等医生在上海瑞金医院成功施行了第一例心脏移植手术，患者存活了 109 天；而现在，国内术后存活 10 年以上的病例也比比皆是，并不低于国际水平。

我这里要说的是，同为"换心"术，中西医的认知是有很大不同的。

你可能要问，中医也有换心术，或者，专业一点说，也有心脏移植术吗？

我说：有。早在 2000 多年前，《列子·汤问》就有扁鹊为人做换心手术的记载。

你说，那是神话，并非真实的医疗案例。

我说，这样的"神话"，好像有点多。大家比较熟悉的就有华佗为关公刮骨疗毒、准备为曹操开颅治头风，等等。如果我说，这是真实的，可能证据不充分；但如果你说，这不是真实的，可能证据也不见得充分吧？

好，我们先不讨论这个问题，留待考据学家去做结论吧。

我们先来看看，扁鹊为人换心的故事。我们姑且先把它叫作"故事"吧。

《列子·汤问》：鲁公扈赵齐婴二人有疾，同请扁鹊治之。扁鹊治之，既同愈。谓公扈齐婴曰："汝曩之所疾，自外而干腑脏者，固药石之所已。今有偕生之疾，与体偕长，今为汝攻之，何如？"二人曰："愿先闻其验。"扁鹊谓公扈曰："汝志强而气弱，故足于谋而寡于断。齐婴志弱而气强，故少于虑而伤于专。若换汝之心，则均于善矣。"扁鹊遂饮二人毒酒，迷死三日，剖胸探心，易而置之，投以神药；既悟如初。二人辞归。于是公扈反齐婴之室，而有其妻子，妻子弗识。齐婴亦反公扈之室，有其妻子，妻子亦弗识。二室因相与讼，求辨于扁鹊，扁鹊辨其所由，讼乃已。

这段仅 200 来字的故事，却包含着很大的信息量。起码有这几方面的内容值得我们关注：第一，扁鹊的医术的确非常高明；第二，鲁公扈和赵齐婴，他们一开始请扁鹊所看的病，都属于一般的病，很快就好了。"既同愈"。扁鹊就对公扈、齐婴说，你们原来所患的病都是很一般的病，是从外而入内的病，所以服用药物以后也就好了。"曩之所疾"，就是过去所患的病，"曩"者，过去、已往也。但是现在你们身上有的病是"偕生之疾"。所谓"偕生之疾"，就是从母体带来的病。这个"偕生之疾"是"与体偕长"，是和你的身体一起成长的。现在我来为你们治这个病，攻这个疾，你们看怎么样？

这里，实际上扁鹊所说的话已经涉及遗传学和基因学的内容。

扁鹊进而分析鲁公扈和赵齐婴两人的"长短"。他说，鲁公扈"志强而气弱"，故"足于谋而寡于断"，也就是说：你这个鲁公扈啊，你想得多，志向也很高远，但是你的身体不行，执行力不够，尽管有很好的方案，有很好的谋略，但由于你执行不了，所以你的这些方案和谋略只能束之高阁，难以实施。而赵齐婴却恰恰相反，他谋略不够，方案也不够完整，不够合理，但是他的身体却很好，执行力很强。他思虑不够、考虑问题不够周到，在这点上弱于你。扁鹊说，这叫"志弱而气强，故少于虑而伤于专"。扁鹊接着说，如果我把你们两个的心互换一下，那可能就会比较完整了，你们就会成为一个比较完整的人。两人听从了扁鹊的劝告，让扁鹊为他们施行了换心术，也就是心脏移植手术。扁鹊"遂饮二人毒酒"，即给他们两个人都喝了麻醉药，三日不醒。于是，给他们"剖胸探心，易而置之，投以神药"，就是说移植术之后让他们用以神药，二人恢复如初。

下面的问题出来了。"二人辞归"，两个人告辞回家了。可是呢，鲁公扈没有回到自己的家，而是去了赵齐婴的家，而赵齐婴呢，也没有回到自己的家，而是去了鲁公扈的家。他们互相都拥有了对方的妻和子，而对方的妻和子呢，对他们都不认识，于是发生了纠纷，打起了官司。两家来求扁鹊解释和解决这个问题。扁鹊把情况给他们说清楚，这场官司才了结了。

这又涉及"伦理学""社会学",甚至"法律"方面的问题了。

从这里我们可以看出,扁鹊这个换心术的结果只是一个"血肉之心"的置换吗?当然不是。这个置换的结果不仅是"血肉之心"的置换,更重要的是"神明之心""精神之心"的置换。所以,两个人换心之后,也体现在他们的心理活动和精神活动上。

更重要的是,我们要看到这个故事所揭示的不仅是换心以后的结果,而是扁鹊在换心之前就有这样的目的,就已经预测到,通过换心可以改变两个人的性格、气质以及能力。

这是扁鹊已经看到的。扁鹊还有没有看到的,就是两个人回去以后,居然不是回自己的家,而是回到对方的家去了。由此而发生了纠纷和诉讼。

前一段时间有一个热播的电视剧叫《美好生活》。讲的是由张嘉译所饰演的徐天,由于进行了心脏移植术,而和由李小冉饰演的梁晓慧产生感情纠葛的故事。这里,一个值得注意的情节是,徐天所移植的心脏,正是梁晓慧刚牺牲的前夫所捐赠的心脏。这里面也涉及"换心术"也就是心脏移植术与"心理学""社会学"方面的问题,是一个现实版的扁鹊换心术的故事。

还有一部让我们感兴趣的也是以心脏移植为题材的韩剧,叫《陷入纯情》,也可以引发我们很多的思考。另外,像日剧《回首又见他》,以及《一家兄弟》《真情告白》《金刚》《夏日香气》等影视作品,其题材都涉及心脏移植。

文艺作品往往是现实生活的真实写照或升华。近年来,国内外许多医学家(当然,都是西医学家),不断地发现心脏移植术与心理学、社会学、伦理学、基因学等学科关系的实例,并进行了相应的研究和报道。

一位名叫波尔·皮尔索尔的美国医学生理学家在他的著作《心脏代码》中,专门论述了这些相关问题。他提出了一个观点:心脏里储存着支配人们大脑的信息,所以,一旦植入别人的身体,便开始指挥新的主人,改变他的性格和习惯。

但是，波尔·皮尔索尔以及其他专家的类似观点，至今没有获得主流医学界的认可。

　　这些影视作品所讲述的故事，以及医学家们近年来所发现的心脏移植与心理学等学科之间关系的实例，和他们的研究、报道，并进而提出的新的医学观点，不得不引起我们的思考：扁鹊那个年代，中医就真的没有换心术吗？只是一个神话吗？一个寓言吗？未必吧。如果没有，扁鹊怎么会想到换心以后，会让人的性格、能力、气质和素质，都会发生根本的变化呢？这个来源又是什么呢？如果生活里没有、医学实践中没有，扁鹊能凭空想象出来吗？

　　我们可以再想一想：为什么相隔2000多年后，西医专家们的医疗实践会重现"扁鹊换心"的实例？难道，西医专家们也在有意无意地、不断地用实践来证实中医专家的预测和认知吗？为什么这些实例，和由这些实例所进行的研究，以及新的医学观点的提出，难以获得主流医学的认可呢？

　　同为换心术，中西医认知各不同。不同在哪里？这种不同又会引起我们什么样的思考？这种思考，在理论上和实践上，会有什么意义呢？又会产生什么样的结果呢？

对心"方""针"

你说"心"最为重要,是"主血脉""主神明"的"君主之官",是人体的生命之泵,是人体的发动机,是人体的司令部;那么,为什么说到"肺"时,你把"方针"升级为"方略",而说到"心",却又退到"方针"上来了呢?其实,细心的读者就会发现,并没有倒退,而是讲得更细了。"心"这一章,前面的几讲,实际上重点都是在谈"心"的顶层设计,都是"方略"问题,即使谈到一些细节,一些具体问题,也是对"方略"的佐证、阐明和补充,都是在强调不仅要重视"血肉之心""物质之心",更要重视"神明之心""精神之心",而且强调"神明之心""精神之心"的主导作用。强调这是中医、是中国传统文化的特色和精髓。此刻再来讲"方针",其实是在进一步说明,中医不仅重视"道",同样也重视"术",在具体的医疗实践中,是把"道"与"术"紧密结合起来的。

一、方药

中医在临床实践中把"心病"分成两大类,一类是虚证,一类是实证。虚证,无外乎又分为心气虚、心阳虚和心血虚、心阴虚。心气虚、心阳虚,就是动力不够,如同船行,或摇橹划桨,或人力牵拉,或借助风力,或机械发动,总要有动力才行;心血虚、心阴虚,如同身体缺水、缺乏物质基础,水载船行,无水难以行舟啊。

稍微有一点临床经验的医生都会发现，实际上，在临床上绝对的虚证和绝对的实证是很难找到的，往往是虚实夹杂，虚中有实，实中有虚，只是孰轻孰重、孰主孰次而已。

就是虚证，也很难说是纯粹的气虚、阳虚，或纯粹的血虚、阴虚，往往也是气血互见，阴阳互抱，往往也存在孰轻孰重、孰主孰次的问题。

我们现在先来看看张仲景在《伤寒论》和《金匮要略》中留给我们的宝贵遗产。实际上，仲景已经为"治心理论"和"治心方药"打下了坚实的基础。可以说，他是后世中医"治心理论"和"治心方药"的鼻祖。

在此，我要重点介绍"炙甘草汤"和"瓜蒌薤白白酒汤"系列方。

1. 炙甘草汤（一名复脉汤）

组成：炙甘草、生姜、桂枝、人参、生地黄、阿胶、麦冬、麻仁、大枣。

张仲景在《伤寒论》中明确指出：心动悸，脉结代，炙甘草汤主之。"心动悸，脉结代"，从西医学角度看，可见于各种心脏病的各个病变阶段。

炙甘草汤是一首颇具特色的中医方剂。张仲景创制这个方剂已经有千年之久。在历史长河中，有很多中医大家研究和实践这个方剂，但是大家对这个方剂的看法并不完全一致。我们现在做一个简单的分析：比如，以清代柯韵伯为代表的医家们，认为本方是一首纯粹的滋阴补血的方剂，甚至说"仲景113方，未有用及地黄、麦冬者，恐亦叔和所附"。同是清代医学家的王子接也认为，用本方重在"治心悸"，"王焘治肺痿，孙思邈治虚劳，三者皆是津涸燥淫之证"。

以上观点，实际上是把炙甘草汤看成了一首纯粹的滋补剂，甚至是纯粹的滋阴补血剂。

另外一种看法的代表人物是日本汉方医家丹波元简。他认为，炙甘草汤是一首纯粹的"通利"之剂。他说，《本草别录》认为"甘草通经脉、利血气……心悸、脉结代专主甘草，乃取乎通经脉、利血气，此所以命方曰'炙甘草汤'也"。这实际上是将炙甘草的功能单纯地看作"通经脉、利血气"，进而也就将炙甘草汤看成了一首通利之剂。

我们认为这两种看法都有片面性。实际上，仔细研究一下炙甘草汤的构成和运用，就可以看出，炙甘草汤不仅是一个滋补剂，也是一个通利剂，即行气活血之剂。

本方以炙甘草、人参、桂枝、生姜、大枣益气助阳，又以生地黄、麦冬、阿胶、麻仁滋阴补血，轻其阳药，而重其阴药。这与后世之当归补血汤，黄芪五倍于当归，是有很大不同的。后者是通过"无形之气而生有形之血"，而本方则是"寓温阳化气于滋阴补血之中"。

我们再深入研究就会发现，炙甘草这一味药也兼有两方面的功能，一曰"补"，二曰"利"。可以说，炙甘草就是炙甘草汤功能的浓缩和代表。甘草生用和炙用，功效也是有区别的。这也是张仲景113方中用甘草多达70余处的重要原因。

清末医家唐容川在他的《血证论》中，对于炙甘草汤的解释就八个字——"生血之源、导血之流"。说得真好。一个"生"字，一个"导"字，点破了张仲景制方立法的深刻寓意，源之不生，流何以成？流之不导，源又何以行呢？这才是炙甘草汤的立方本意。

明末清初著名医学家喻嘉言指出："炙甘草汤，仲景伤寒门，治邪少虚多、脉结代之圣方也。"一语中的。与唐容川的"生血之源、导血之流"互见，是对炙甘草汤的最好诠释。

这样，我们就不难解释炙甘草汤在现代用于治疗心血管诸多疾病的原理了。

再者，炙甘草汤在煎煮法上也很有特色。它强调以"清酒"浓煎取汁，这不仅可获得"地黄得酒良"之功效，而且旨在"重取其汁，而轻取其气"，与本方"阴药重其量，阳药轻其量"的道理是相同的。现代煎药，可以黄酒代"清酒"。

2. 瓜蒌薤白白酒汤、瓜蒌薤白半夏汤、枳实薤白桂枝汤

这是张仲景在《金匮要略》中留给我们治疗胸痹心痛短气的一组系列方。

虽然这三个方剂还各有自身的特点和治疗的侧重点，但它们的共同点都是：用于上焦阳虚，阴邪入侵，胸阳不振，痰气互结的胸痹证。仲景在《金匮要略·胸痹心痛短气病脉证治》中对此三方的病因、病机、脉证、运用，都做了较为详细的分析和阐述。在现代，已经被广泛地应用于治疗冠心病，以及其他诸多心血管疾病所引起的心绞痛属于痰浊瘀塞者，效果显著。显然，这组方剂都是以治疗实证为主的。

这组方剂，其作用主要在于理气化痰、振奋胸阳。现在，我们对其进行一个简单的剖析。

我们先分别来看一下这三个方剂的组成。

瓜蒌薤白白酒汤：瓜蒌、薤白、白酒，三味药。

瓜蒌薤白半夏汤：瓜蒌、薤白、半夏、白酒，四味药。

我们要习惯把"酒"看成一味药，而且是一味重要的药。这里的"白酒"，我们在煎服时，多用黄酒代之。

枳实薤白桂枝汤：枳实、厚朴、薤白、桂枝、瓜蒌，共五味药。

三方都有瓜蒌和薤白。细心的读者会发现，瓜蒌和薤白从性味上看，有很大区别。瓜蒌是甘寒之品，薤白是辛温之品。为什么治疗胸痹胸阳不振之证，要把瓜蒌和薤白同用呢？这一点并不奇怪，仲景这样的用法很多，比如"小陷胸汤"，仲景就是把半夏和黄连同用的。于此，我们就会体会到仲景制方立法的深意了。

瓜蒌和薤白同用，大大增强了通阳散结、祛痰宽胸的功用。至于加白酒同煎同服，又加半夏，更增强了这种作用。枳实薤白桂枝汤，加入了枳实和厚朴，就进一步加强了理气、通阳、下气的作用。同时，又加入了桂枝，就使得温阳、通阳的作用更强了。

而且我们用的是全瓜蒌，瓜蒌皮和瓜蒌仁在治疗的功效上还有所不

同，瓜蒌皮清肺化痰、利气宽胸；而瓜蒌仁呢，在润肺化痰的基础上还可润肠通便。皮仁同用，就具有治肺又治大肠之功，通过治大肠进一步来治肺，又通过治肺来护心、治心。

如果我们把这三个方剂的力量由强到弱来排序，应该是：枳实薤白桂枝汤、瓜蒌薤白半夏汤、瓜蒌薤白白酒汤。

3. 血府逐瘀汤和冠心二号

我们在临床实践中发现，仲景的这三个方，治疗胸痹固然有效，但活血化瘀之品仅有一味白酒，显然不够。从西医的角度来说，多种心脏病、心血管疾病的发病机理，也就是中医所说的胸痹的发病机理，往往与"气滞血瘀"有关。于是，很自然地，我们就引进了清代名医王清任的血府逐瘀汤。现代京城名医郭士魁等先生，更是创制了"冠心二号"等名方，用于心血管疾病，活血化瘀强心的功效就更显著了。

当然，结合临床，从中医的角度来分析西医学所说的心梗、脑梗这类疾病的病机，也多属于"本虚标实"。在治疗方法上，也应扶正祛邪、标本兼顾。事实证明，如能中西合参、取长补短、中西并用，往往会取得更好的效果。比如，我们已经欣喜地看到，深圳市中西医结合医院的专家们，已经在放支架、搭桥的患者身上，同时施行了石学敏院士的"醒脑三针"，取得了良好的效果。这就是一个良好的开端。

"传承精华，守正创新"，我们在实践中不断前进。

当然，在心的虚证方面，在日常保健中，可以选用柏子养心丸、保元汤、天王补心丹等，还有回阳救逆所用的参附汤。

另外，对于心火亢盛下移小肠的治疗，我们可以考虑用泻心汤、导赤散等。因为心和小肠是互为表里的。

至于痰火扰心、痰迷心窍的治疗，我们还可以考虑用清心豁痰的礞石滚痰丸等。

对于血府逐瘀汤以下诸多方剂，此处只列出方名，由于篇幅关系，对其组成和方义分析，就从略了。

读者诸君，可以从这扇打开的窗口，继续深入学习探讨。

中医入门零到玖，就是从"无"到"有"，从"小"到"大"；"玖"，是中国传统中最大的阳数，"九九归一"，又要重头开始。学习，就是不断深化、永无止尽的。

二、针灸

治心常用针灸穴位：内关、神门、心俞、膻中、阴郄、复溜。（图5-2～图5-6）

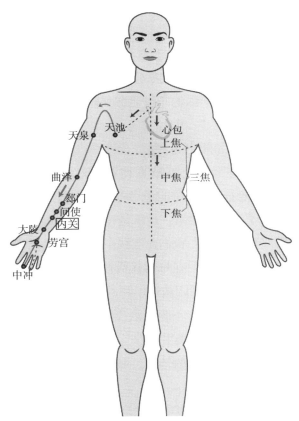

图 5-2　手厥阴心包经穴位

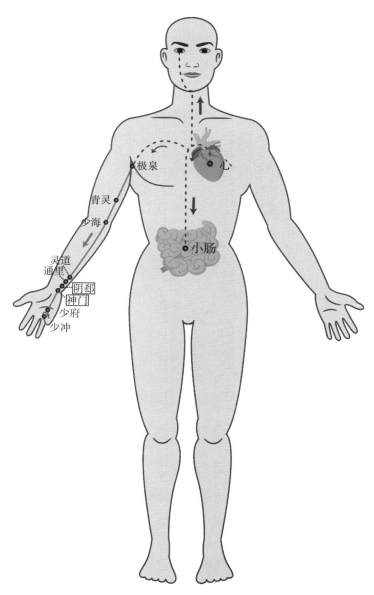

极泉

青灵

少海

灵道

通里

阴郄

神门

少府

少冲

心

小肠

图 5-3　手少阴心经穴位

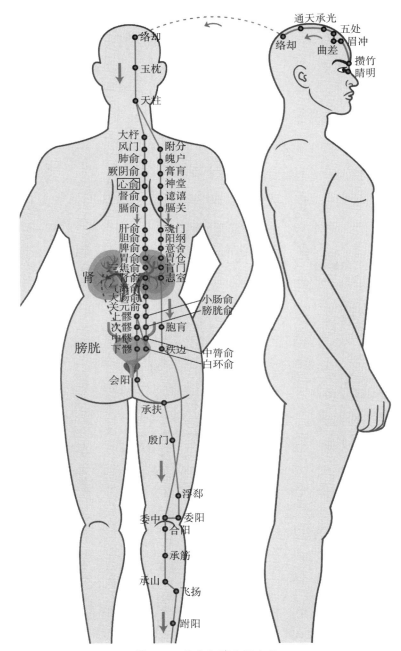

图 5-4 足太阳膀胱经穴位

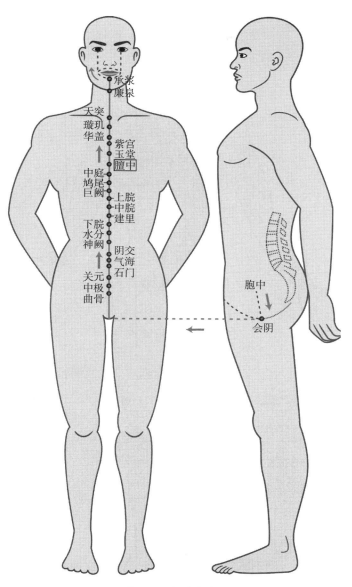

图 5-5　任脉穴位

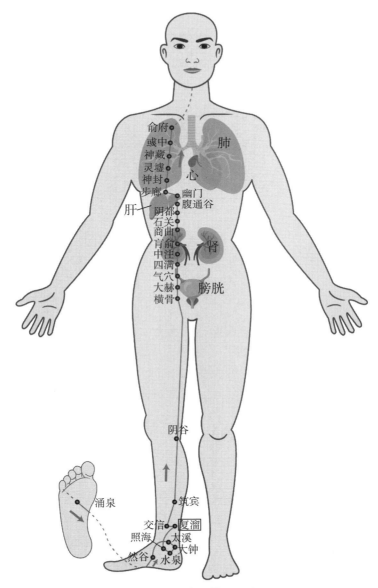

俞府
彧中
神藏
灵墟
神封
步廊
幽门
腹通谷
阴都
石关
商曲
肓俞
中注
四满
气穴
大赫
横骨

肺
心
肝
肾
膀胱

阴谷

涌泉
筑宾
交信 复溜
照海 太溪
然谷 大钟
水泉

图 5-6 足少阴肾经穴位

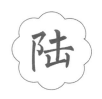

谈"气"说"血"
论阴阳

　　不管中医还是西医，都是为了保持人的健康，都是为了人类的生存和繁衍；通过"治人"，来达到保持人的健康和生存繁衍的目的。

　　"人"，不管是东方人，还是西方人，都是有性别之分的，都是分为"男""女"两大类。医学，不管是中医，还是西医，在诊断和治疗上，都会考虑到性别的不同特征。

　　中医更是把"气""血""阴""阳"的基础理论融入男女不同性别的诊断和治疗之中。

从古代的"造人神话"说起

　　顺理成章，一个问题来了："人"，或者说"人类"，是怎么来的呢？显然，探讨这个问题，对"治人"是有意义的，对人的健康、对人类的生存和繁衍也是有意义的。

　　我国古代有一些"造人"的神话，我们就从这里说起。

　　我们的"造人"始祖，是一位女性，她是中华民族共同的母亲，叫女娲。关于女娲造人的神话，现存的许多典籍中都可以找到。

　　《山海经》《吕氏春秋》《礼记》《尚书·大传》《列子·汤问》《淮南子·览冥训》《汉书》《史记·补三皇本纪》《风俗通（义）》等，都记载或辑录着有关女娲造人的故事。

　　许慎的《说文解字》说："'娲'，古之神圣女，化万物者也。从呙声。"

　　中国古人把女娲摆在一个十分崇高的地位，她不仅"造人"，而且"造万物"，上至天上诸神、星斗、山川，下至地上牛羊、鸡犬、鱼虫，乃至五谷、五蔬、五果，都是女娲所造。

　　女娲还把天上的甘露，化为人间的美酒，造福人类。也就是说，女娲才是造酒的真正始祖。

　　中国远古最原始的音乐，也是女娲所造，典籍中有女娲"造笙簧"的记载。

　　可以说，女娲是中国上古文化的创造者之一。

　　女娲的"造人"，是和"天""地"紧紧地连在一起的。一边有女娲造人之说，一边又有在"共工怒触不周山"而天塌地陷、地动山摇的时候，女娲"炼五色石以补天，断鳌足以立四极"，稳住天地，还人类一个和平安定环境的传说。

我们的祖先，是把女娲与伏羲、神农并列为"三皇"的。甚至，女娲有比三皇更高的地位，被称为"娲皇""女帝"，等等。

女娲的形象，也非常美丽、端庄和神圣。传说中的女娲是人首蛇身，非常惊艳。以至于大诗人屈原在看到女娲的图像时，在《楚辞·天问》中发出了惊天之问："女娲有体，孰制匠之？"我们用今天的大白话来翻译大诗人的惊天之问，就是说：女娲这样美丽的身体，是谁给予的呢？是怎么编绘出来的呢？

我们再回到女娲造人上来。

《风俗通（义）》是东汉泰山太守应劭辑录的民俗著作。它收集了许多上古神话，其中有两则关于女娲的传说。

其一："开天辟地，未有人民，女娲抟黄土作人，剧务，力不暇供，乃引绳于泥中，举以为人。"

"剧务"，劳累过度；"力不暇供"，有心无力、体力跟不上来。所以，将绳索置于泥中，用绳索蘸着泥水，继续牵引造人。

其二："女娲祷神，祠祈而为女媒，致婚姻。"

女娲在祠堂里祈祷，希望来担任男女之间的媒人。这样才出现了原始的婚姻。

下面，我们再来看一看西方古代的造人神话。

《圣经》中的造世主是上帝，是耶和华。

耶和华造人是用尘土吹造出来的。造出来的第一个人，是一个男孩，叫亚当。后来，又从亚当的身上取出一根肋骨，造了一个女孩，叫夏娃。

亚当和夏娃，违背了耶和华的旨意，偷食了"伊甸园的禁果"，为男女之欢，而有了后代。

古希腊神话，普罗米修斯造人，和《圣经》中的耶和华造人类似，造出的第一个人也是一个男孩。诸神之首宙斯又创造出第一个人类女孩潘多拉。这个女孩有非常诱人的魅力，并且捧着一个随时可以打开、给人类带来灾难的魔盒。

宙斯对普罗米修斯造人是非常敌视的，他就用这种方法来抵消普罗米修斯造人的影响。

耶和华造人，用了七日之久，也就是现在的一个"礼拜"，或者说，一个"星期"。造人之前，也是先要有"阳光""空气""水""星斗""陆地""鱼鸟"之类。有了这些，"第六天"才造出"人"来。"第七天"，也就是现在的星期天（礼拜天），用来做礼拜，向上帝祈祷感恩。

耶和华七天造人。"七"，只是一个不定数，一个比喻，实际上是一个艰苦而漫长的过程。

普罗米修斯造人，就更加历经磨难。他一边盗下"圣火"，这是象征光明和文明的火种，一边造人，人类只有有了"圣火"，才能生存和繁衍。这就更加触怒了宙斯。宙斯除了用魔女、魔盒来牵制和抵消普罗米修斯造人的影响之外，还给他以最残酷的惩罚。宙斯把普罗米修斯钉在山崖之上，让众多的禽兽来啃食他的内脏。他的内脏可以再生，生了再啃，啃了再生，然后再啃，非常残忍。同时，这个神话也体现了普罗米修斯排除万难"造人"的顽强毅力。

诸位，中西方的造人神话，从女娲到耶和华，到普罗米修斯和宙斯，告诉了我们什么道理呢？

无论是中国还是西方的造人神话，都告诉我们：

"人"，是从"天地"、从"大自然"中创造出来的，也应该与"天地"、与"大自然"共生共存，共命运。

"造人"，是一个漫长而艰苦的过程，人类的祖先，无论是我们中国，还是西方，都为此付出了艰苦的努力和重大的牺牲。我们已经看到，人类的生存、发展和进步，也是一个漫长而艰苦的过程，我们也已为此付出了艰苦的努力和重大的牺牲，还必然将为此付出更艰苦的努力和更重大的牺牲。

人类的进步和幸福，总是伴随着曲折和灾难。我们人类的历史已经证明了这一点，此次抗击新冠肺炎疫情，又是一个鲜明而突出的例证，它必将写在人类的发展史上。

从"造人"开始，我们的祖先就不仅非常尊重女性，而且鼓励婚姻和生育。我们是把女娲当成"神"，把她当作民族的母亲，当作"化万物者"，不仅是造人之神，也是"造世"之神，是至高无上的。

为什么我们中国人在远古时代就非常重视妇女的健康和保健，在妇科方面积累了丰富的经验呢？为什么在医学发展的历史长河中，直到现代科学技术如此发达的今天，中医妇科仍然一直显现出自己的特色和优势呢？追流溯源，我们就不难找到其根源之所在了。

"气帅""血母"，阴阳互抱

中医有"气为血之帅，血为气之母"和"男以气为帅，女以血为本"之说。简单的两句话，既讲清了"气"与"血"的相互依存关系，也突出了男女因性别不同，在养生和治疗上的侧重点也有所不同的特点。

这一节，我们要讲一讲中医所说的"气""血""阴""阳""男""女"之间的相互关系。

中医认为，健康的重要标志就是阴阳平和、气血充盈而通畅。我们追求健康的过程，其实就是在动态中不断平衡阴阳、追求气血充盈而通畅的过程。阴阳平衡、气血充盈通畅，在常态下，是靠机体的自身调节和自我修复；在非常态下，也要借助外力来调理和治疗。

中医通过药物、针灸、推拿等手段来帮助机体达到阴阳平衡、气血充盈通畅的目的。中医的这些手段，我们也可以看成是自我调节、自我修复的放大，或者是扩张。

中医平衡阴阳，无外乎以下几招：一是扶正祛邪，"虚则补之，实则泻之"；二是平抑寒热，"寒者热之，热者寒之"；三是调控升降，"清阳上升，浊阴下降"；四是治节开合，"治节有度，开合得当"。而这些，从阴阳失调开始，到调节平衡阴阳的全过程，又到新的阴阳平衡，都跟"气"与"血"密切相关。

下面，我们结合中医临床实践，来讲一讲气血相辅相成、阴阳互抱的关系。

一、气能生血

不少患者面色萎黄，甚至苍白，头晕、眼花、心悸、失眠、毫无血色、指甲枯瘪，女性则月经不调、量少色淡，甚至闭经。这些症状的出现，均与血虚有关，或者直接说是血虚所致。

善补血者，必先益气，益气以生血。

中医的名方，当归补血汤，仅仅就是两味药，黄芪与当归。黄芪用量五倍于当归，其理就在"益气生血"四个字。此方，或以此方为基础的，或加味，或合方，临床效果都很显著。

另外，像八珍汤，还有前面提到的归脾汤之类，都是气血双补、益气生血的典型方剂。

二、气能行血

身体里面有瘀血，瘀滞而不通畅，单纯用活血化瘀的药，效果往往不好，但加上一两味行气的药，或者再加上通过补气来行气的药物，活血化瘀的效果就会大大彰显出来。

清代名医王清任所创制的补阳还五汤、血府逐瘀汤、通窍活血汤、膈下逐瘀汤、少腹逐瘀汤等，或多或少，或轻或重，都非常灵活地运用了补气行血以助活血化瘀的方法。

三、气能摄血

我们在临床上经常会看到，小到 11 岁、12 岁的小姑娘，大到 40 多岁甚至 50 多岁的中年妇女，或者月经过多，量大得惊人，或者一来就停不下来，一个月滴滴答答，20 多天都在流血。西医叫作功能性子宫出血，中医叫作崩漏。量大一涌而来的叫"崩"，滴滴答答滴个不停的叫"漏"。

临床实践证明，这种病，单纯用止血药，效果肯定是不好的。如果我们加上补气药，甚至重用补气药，略用一点行气活血的药，或者最多再加一点止血药，甚至完全不用止血药，却把血给止住了。这就是用"气能摄血"的原理来治病。所谓"摄"，就是"统摄""控制"的意思。

四、补血、行血、摄血的相互关系

气能补血，气能行血，气也能摄血，这些"气"的生理功能并非独立地存在，而是交叉地、综合地体现出来的。在治疗上，也就要将它们作为一个统一的、有机的整体，综合并灵活地加以运用。

其实，上一个小节，"气能摄血"这一小节，我们已经提到这个问题。现在，再从临床实践出发来举例，从"崩漏"的治疗来谈吧。

1. 气血双虚，气不摄血之崩漏

这种崩漏多发生在发育尚不完善、气血未充之青少年。产后，或者大病之后，疏以调理的中青年妇女，也常有此种崩漏的发生。这类患者，多以"漏"为主。我每每以补中益气汤与当归补血汤合方，加重黄芪的用量，再加益母草、三七，往往效如桴鼓。

2. 心脾不足，气血双亏之崩漏

这种崩漏与第一种有类似之处，但它又以长期忧思而伤及心脾为特点，颇有点"小资"味，多以中青年妇女，尤其是知识女性为患病群体，也多以"漏"为主。我戏称为"林黛玉病"。对于此种"崩漏"，我会以归脾汤为主方，与当归补血汤合方，再加大黄芪的用量，酌情加龟甲胶、鹿角胶、艾叶等，疗效甚佳。

3. 肝郁、气滞、血瘀之崩漏

此种崩漏多发生于生活、工作压力较大，焦躁、易怒的中年妇女。

这类患者，往往还患有比较严重的乳腺、子宫、肝胆、卵巢等疾病。或兼而有之，或有其中的数项。表现多以"崩"为主。对于此种崩漏，我多以自制的疏肝清热益母四物汤来进行治疗，此方的基本组成是柴胡、制香附、青皮、夏枯草、刺蒺藜、龙胆草、益母草、当归、生地黄、川芎、白花蛇舌草。若血瘀甚者，可酌加延胡索、三七；若气虚甚者，还可酌加黄芪、人参。

4. 以肝郁肾虚为主的崩漏

此种崩漏，肾虚是其要害，肝郁兼肝血亏损也非常多见。肝肾相连，乙癸同源。此多以更年期妇女为主。对于此种崩漏，我多以二仙汤为基础汤，据病情，以补中益气汤，或与归脾汤，或与逍遥散合方；或选用龟甲胶、鹿角胶、阿胶，以滋阴、壮阳、养血、柔肝补肾。或选用柴胡、青皮、香附之类，以增强行气疏肝之力；还可选加益母草、三七、桃仁、红花之类活血化瘀之药，以化瘀生新。

临床实践证明，这样的治疗，不仅对大多数崩漏有效；而且诸多更年期症状，也随之减轻、化解。

二仙汤的组成：仙茅、仙灵脾（淫羊藿）、巴戟、当归、黄柏、知母。

逍遥散的组成：柴胡、当归、茯苓、白芍、白术、生姜、薄荷、炙甘草。

五、气附于血中，血载着气行

我们前面说的气能生血、气能行血、气能摄血，实际上都是讲的气对血的统帅作用，体现的是"气为血帅"。我们现在要来讲一讲"血"对"气"的滋养和承载作用，说一说"血为气之母"的功能。

有位学西医的朋友对我说：你们中医所说的"血"，虽然与我们所说的有区别，你们说得比较"虚"，不那么具体，我们说得很"实"，一就是一，二就是二。说"贫血"，就有"贫血"的标准，你们说"血虚"，就没有一个"量化"的标准。尽管如此，"血"，毕竟还看得见、摸得着，还能让人接受。但你们所说的"气"就太玄了，既看不见，也摸不着，在哪里呢？

我笑着说：你们所理解的"血"，与我们所说的"血"是不一样的。或者说，你们所认为的"血"，只是我们所说的"血"的一部分。至于我们所说的"气"，也并非子虚乌有，它是客观的、是实实在在存在的。今天看不见、摸不着，不等于明天仍然看不见、摸不着，更不等于永远看不见、摸不着。况且，我们需要对所有的客观事物都要"看得见、摸得着"吗？我国古代的大思想家、大哲学家老子说："大方无隅，大器晚成。大音希声、大象无形。"我认为，这不仅仅是说人们所观察的客观对象不同，同时也是说人们的主观世界不同，观察客观世界的方法，和处理所观察到的事物的方法也不同。自然所得出的结论也就不同了。这大概就是中国传统医学与西方现代医学的一个重要区别吧。两者所依托的文化背景不同嘛。

"气"不是空洞的，它需要一个载体。就好像是运送物资，自然就需要动力。"气"就是动力，这"动力"，需要具体的物体的运动来体现。而体现这个"动力"的，就如同在水中行进的船，这就是"血"。"气"的"动力"，是靠"血"的承载和运行来体现的。"血"是载着"气"行的，而"血"的生成和运行，又是依赖于"气"的，这就叫作"气为血之帅""血为气之母"。

一个失血太多的人会休克，也就是说"没气"了。女性产后大出血，"没气"了；严重的创伤，出血太多，"没气"了，如此等等。"失血"而致"没气"，生命垂危，西医用输血来挽救生命，肯定地说，这种技术手段是先进的。

中国古代没有输血这种手段，怎么办？用人参，最好是多年生的野山参，熬一碗浓汤，缓缓地给产妇或其他失血者灌进嘴里。先把气"吊"住，不要"脱"，然后"血"也就升起来了。

一味人参叫"独参汤"，无论男女，必要时都可用独参汤"吊"一下"气"。这体现的又是"气为血之帅"。我们常说，这个人"气宇轩昂"，或者说这个人很有"血性""满腔热血"。"气宇轩昂"也好，"满腔热血"也好，有"血性"也好，这都是"气"与"血"的结合，都是物质与精神的结合，都是"气为血之帅""血为气之母"的体现。

六、"夺血者无汗，夺汗者无血"

这里说的是人体气血与津液之间的关系。"夺"，在这里是指大量失去的意思，是"被夺"。

妇女生产大出血，开始还有汗出，出着出着，就只有血，没有汗了，血流得太多，"夺血者无汗"了。汗出得太多，起先可能还是"热汗"，慢慢就变成了冷汗，自泄不停，完全不能自控，自然就"血虚"了。你看那虚汗流个不停，白天自汗、夜间盗汗的女子，多半都是经血枯少，甚至闭经的。这种情况，中老年妇女固然较多，年轻女孩也不少。这就叫"夺汗者无血"。

为什么炎热的夏季，大量出汗之后很多人会心悸气短？中医说，这是"汗为心之液"的缘故，"汗"与"血"有同等的地位和功能。"血汗""血汗"，"血"与"汗"是紧紧相连的。"血""汗"同为"阴液"，"阴液"消耗太多，"阳气"也就衰败了。这不仅说清了"气"与"血"之间相互依存的关系，也说清了"气血"与"津液"之间不可分割的关系。"汗"是"津液"的重要组成部分，一旦汗出过多，就会"缺津少液"，就会"口干舌燥"。此时，我们煲一碗"百合鸡子黄汤"喝一喝，就可养阴、生津、润燥。还可养血、宁心。当然，也可酌情加黄芪、太子参、沙参以益气补血、顾护津液。

"四君""四物"，日月同辉

天地离不开日月，人身离不开气血，人世离不开男女。气血充盈而通畅、幸福满满的男女，如同天上的日月，相互辉映，光照人间。

我们的祖先，为幸福"气血男女"定制了两款中医方剂，这就是大名鼎鼎的"四君子汤"和"四物汤"。

四君子汤和四物汤分别是中医调气、补气和理血、补血的最基础方剂。而二者合方，又称"八珍汤"，则是气血双补，调理气血的基础方，可以说四君子汤和四物汤是益气和补血方剂的基础中之基础方剂。

中医的常用治疗方法有八种，就是汗、吐、下、和、温、清、补、消。

"补"法是八法中一个重要的方法。

月亮有圆缺，气血有盈亏，阴阳有损益，所以补法对于人体的调摄是有重要意义的。

《素问·三部九候论》曰："虚者补之。"《素问·阴阳应象大论》曰："形不足者，温之以气。精不足者，补之以味。"为中医的"补"法打下了理论基础。

无论男女，无论哪个年龄段，无论疾病的哪一阶段，都会出现虚证。这是由于先天的不足，或者是后天的消耗所造成的。当然，在临床上，我们所见到的虚证，往往是"本虚标实""虚实夹杂"的。

虚证离不开气血、阴阳。所以虚证在临床上会以某一方面为主，比如气虚、血虚、阴虚、阳虚等。实际上，纯粹的气虚和纯粹的血虚、完全的阴虚和完全的阳虚，在临床上也是很少见的。我们常常见到的是气血夹杂、阴阳互见，只是孰轻孰重、孰先孰后而已。

中医名家张介宾就说"善补阳者必于阴中求阳"，又说"善补阴者必于阳中求阴"，就是这个意思。

所以，我们在补血时，往往加入补气之品，甚至重用补气之品，以气来统血，以气来摄血，以气来行血，以气来生血。我们也往往通过补血来益气、通过滋阴来补阳。这就是阴阳互根、阴阳互抱理论的实际应用。

四君子汤和四物汤，我们前面说了，是补气和补血的基础方；甚至可以说，是基础中的基础方。

需要提醒的是，我们在具体运用中医的补法的时候，一大忌讳就是老百姓说的"蛮补"。所谓"蛮"，就是不顾一切，单纯地、一味地使用补法。这是非常愚蠢的。

因为虚证，往往是虚实夹杂、阴阳互见的，只不过是虚与实、阴与阳，孰轻孰重而已，我们运用补法，当然是以补虚为主的，但也必须兼顾其他。会与"八法"中的其他方法结合起来使用。或"消"，或"汗"，或"温"，或"清"，或"和"，甚至"吐""下"，都会据情而结合使用。

四君子汤和四物汤在这个方面，实际上已经为我们树立了标杆，树立了榜样。

我们下面做一个简单的分析，大家就会看到，哪怕是以滋补为基础的四君子汤和四物汤，也不是一个"蛮"补的方剂。

下面我们先来看一看四君子汤，从它的组成来做一个简单的分析。

四君子汤由人参、白术、茯苓、甘草四味中药组成。因四味药之药性，均中正平和、寒温不偏，相互配合，相互促进，能补益强身，与中国传统文化中的君子同风，故曰四君子汤。

人参，甘温益气、健脾养胃，当然是以滋补为主的，这是"君药"。"臣药"白术，苦温健脾燥湿；"佐药"茯苓，甘淡渗湿健脾；白术和茯苓相配，健脾祛湿，相得益彰；"使药"炙甘草，益气和中、调和诸药。

这里要强调一下，炙甘草本身就是一个具有两面功能的药物。关于这一点，我们在前面章节谈到"炙甘草汤"时有专门论述，说：炙甘草有"生血之源、导血之流"两方面的功效。

以此可以看出，四君子汤并非一个"蛮补"的方剂，而是一个以补法为主，寓补于消、以消促补、兼顾虚实的一个方剂。

现在再来看看四物汤。应该说此方更加典型，也更具有个性，更不是一个"蛮补"的方子。

四物汤以熟地黄为"君药"，熟地黄，补肾填精，以补肾精来滋养肝血。"臣药"当归，它不仅补血，还有活血之功。"佐药"芍药，既有养肝补血的作用，又有柔肝收敛的作用，如果不用白芍，而用赤芍，它就不仅能养血，而且活血的功能也很强。"使药"川芎，更是以活血、行气为其特点。

综合起来，四物汤可以说是一个补消兼施，动静相宜，刚柔互济，补血而不滞血，行血而不破血，补中有散，以散促补，是一首组方非常全面的方剂。

下面我们再来谈谈四君子汤和四物汤在临床上的灵活加减运用。

先看四君子汤。

四君子汤加陈皮，曰异功散；加半夏、陈皮，曰六君子汤；六君子汤，再加木香、砂仁，曰香砂六君子汤。这些都是益气健脾、理气和胃的最常用方剂。

如果气虚甚，体内又兼有寒气，还可在四君子汤的基础上加黄芪、肉桂、生姜。这实际上是以四君子汤为基础，组成了一个"补法"和"温法"结合起来的新方，曰保元汤。

这些方剂，组方简洁、平和、稳健、安全、有效，有病治病，无病强身。我们可以据情选用。可以说，这是一组既可用于保健，也可用于治疗的"君子系列方剂"。

"男以气为帅"。如果说上面所说的君子系列方剂偏重于男性的保健和治疗（所谓"偏重"，并非独有）。那么，下面我们所要介绍的以四物汤为基础的"四物系列方剂",则更加偏重于女性使用。甚至可以说是供女性独享。女性何止是"半边天"啊！中医向来将女性摆在一个非常重要的地位。

四物汤是女性补血、调经的基础方,被誉为妇科圣方。在临床上加减变通用于治疗妇科的各种疾病。

比如血虚而兼气虚者,可加人参、黄芪;或与四君子汤合方而组成八珍汤,以气血双补。

如果是血虚兼有血瘀者,可加桃仁、红花,用赤芍易白芍,活血化瘀的作用就加强了;血虚而兼有寒者可加肉桂、吴茱萸、艾叶等,补血而又温经通脉。

如果是血虚而兼热者,以生地黄易熟地黄,加丹皮、地骨皮,补血并清热凉血。

另外,像《金匮要略》里面的胶艾汤,实际上就是在四物汤的基础上加上了阿胶、艾叶、甘草,并且还加上了清酒。这就更加加强了四物汤补血的功能。同时,还能散寒温经。

再者,像《医宗金鉴》的圣愈汤,是在四物汤的基础上加上黄芪和人参。很明显,这是在四物汤的基础上进一步加强了补气的功能。通过补气来补血、摄血。

本人在临床上运用四物汤也有一些心得,现略举一二,供有兴趣的读者参考。

其一,加丹参、益母草组成"丹参益母四物汤"。中医有"一味丹参可抵四物"之说;益母草也为妇科良药;四物汤加上这两味药之后,如虎添翼,疗效倍增。

其二,加柴胡、益母草,组成"疏肝益母草四物汤"。现代生活,女性"压力山大",加上青春期、更年期、月经期、孕产期等因素,女性极易深陷郁闷之中。可以说,用疏肝益母草四物汤,不仅能补血,而且可以疏肝养心。功效已非原四物汤可比。如果在此基础上再加上一些玫瑰花、月季花、代代花之类,不仅增强了疏肝的功效,更增加了醒脾利肺的功能，还增添了一道浪漫的色彩，为女性添光增彩。

其三，多方合方。"四物""四君"合方，已如前述。此外，我在临床上也广泛灵活地使用四物合补中益气、四物合归脾、四物合二仙等方子，效果很好。

值得一提的是，临床上经常与四物汤合方使用的几个"迷你小方"：

四物合交泰丸（仅黄连、肉桂两味药），可补血，又交通心肾，安眠效果很好；四物合金铃子散（仅延胡索、川楝子两味药），治疗血虚又见脘腹诸痛；四物合左金丸（仅黄连、吴茱萸两味药），可养血、活血，又清肝泻火、降逆止呕，如此等等。四物汤合玉屏风散不仅能益气补血，还可提高机体对外邪的抗御能力，减少感冒和其他呼吸道、传染性疾病的发病概率，即使发病，病情也会大大减轻。

第四节 | 正气存内，邪不可干；血性男女，幸福满满

《素问·举痛论》曰："百病皆生于气也，怒则气上，喜则气缓，悲则气消，恐则气下，寒则气收，炅则气泄，惊则气乱，劳则气耗，思则气结。"

明代医家张景岳更在其所著的《类经》中，进一步阐述："气之在人，和则为正气，不和则为邪气，凡表里虚实，逆顺缓急，无不因气而至，故百病皆生于气。"

故《素问·刺法论》曰："正气存内，邪不可干。"

《素问·评热病论》又曰："邪之所凑，其气必虚。"

从以上经典论述，我们可以看到，"气"对于人体健康的重要意义。

而"气"又是和"情"连在一起的；"情"又和"志"联系在一起，情志、情志，密不可分。"情"是受"志"支配的，有什么样的信仰、什么样的志向、什么样的站位、什么样的格局，就会有什么样的情。有什么样的"情"，就会影响到"气"，是正气还是邪气。

如同一棵大树，"志"才是树根，才是灵魂。志向高远，信仰坚定，才会"根深本固"，才能枝繁叶茂。

孟子曰："天地有凛然浩然之气，充塞天地，至大至刚，吾善养吾浩然正气。"

文天祥抗元被俘后被关押在一处低矮潮湿，或阴冷，或暴热的牢房里长达两年之久。牢房环境极其恶劣，"或毁尸，或腐鼠，恶气杂出"。

其时，其身体已经非常羸弱，但两年之间，却"幸而无恙"。这是什么原因呢？我们的民族英雄自我回答说："是殆有养致然尔。""然亦安知所养何哉？"意思是这大概是我有养生之道的原因吧。你知道我养的是什么吗？他引用孟子的话说："吾善养吾浩然之气。"并解释说："浩然者，乃天地之正气也。"还进而自豪地说：哪怕你邪气有七种，而我的气只有一种，就是正气，但我可以"以一敌七，吾何患焉"！

这正是对《黄帝内经》所说的"正气存内，邪不可干"之最佳诠释。

我也是一个行医多年的老医生，我在医疗实践和生活实践中，深深地体会到，这种"气"，即浩然正气，绝不是任何医生，以任何手段可以给你的，这种浩然正气，只有靠自己"养"，才能获得。

何为"养"，又如何"善养"呢？我只是一个普通的医生，不是哲学家，也不是政治家。我只能提供一些粗浅的、个人的体会供各位参考。

第一，要养的是"气节"。就是既要在平凡的生活中，也要在大风大浪中养成和坚持我们的政治信仰和道德操守。"正""邪"，往往就在一念之间。凡事要有原则、有节制、有底线。没有气节的人，在战争时期，就容易做汉奸、做叛徒。在和平时期，多半就是"渣男""渣女"。

第二，就是要养"气度"。对亲人、对同志、对朋友，甚至有时对敌人，都有容人、容事之胸怀，宽容大度、虚怀若谷，而不是小肚鸡肠。与这样的人相处，如沐春风。

第三，就是要养成一种"气势"。如同江河，劈开高山，冲出峭壁，奔腾而下，一泻千里，势不可挡，没有战胜不了的困难、没有压倒不了的敌人。

第四，就是要形成一种"气场"。总是在传递着正能量，不是在制造八卦新闻，也不是在散布小道消息。虽然是个小人物，你的声音仍然可以传得很远很远。这叫"居高声自远，非是藉秋风"。

一个善养浩然正气的人，自然就气血充盈，气机顺畅，也总是乐观而阳光。偶有小疾，很快就能康复，就算不幸生了大病，遇上大灾大祸，也较常人容易渡过难关。

说到这里，可能已经有朋友准备问我了，你到底是在谈中医，还是在谈政治？我刚才已经声明过了，我不是一个哲学家，更不是一个政治家，我只是一个普通的中医医生，当然主要是在谈中医。但是，你不妨也想一想：任何学科，特别是临床医学，它可能是独立的、孤立的、离开自然和社会的吗？能完全离开思想、离开哲学、离开政治吗？

远的不说，其实，新冠肺炎抗疫已经给了我们答案。

好啦，观点已经表明，现在还是回到我们的基点，回到医学，回到中医上来。人非草木，孰能无情？谁没有人生的坎坷？谁没有喜怒哀乐？既然如此，我们就可能在"气"上出问题。中医在"气"的问题上，能够帮你什么呢？

我们不妨从"补""升""行""降"四个方面，来简单地做一个概述。

1. 能升能降，补而不腻的补中益气汤

说到补气、调节气机之升降，就不能不提补中益气汤。此方由黄芪、炙甘草、人参、当归、陈皮、白术、柴胡、升麻8味药组成。我们要记住此方。

本方可用于由气虚引起的，诸如久泻、久痢、内脏下垂、脱肛、重症肌无力、慢性肝炎、慢性胃炎、慢性肠炎等，以及妇科的子宫脱垂、胎动不安、功能性子宫出血，五官科之眼睑下垂，甚至视力、听力减退等多种疾病和证候。

我们来研究一下本方的组成：方中虽以黄芪、人参、白术、炙甘草等配合柴胡、升麻，以"补"以"升"为主，但仍用陈皮以理气和胃，并兼有除湿降逆的作用。当归，虽然是以养血和营为主，也还有行气活血的作用。柴胡和升麻除"升"以外，也还有"宣"的作用。这样的组方，实际上所追求的就是：以升为主，但并不"呆升"；以补为主，但并不"蛮补"的效果。所以说本方能升能降，补而不腻并不为过。我在本方基础上加上一味炒枳实，用以治疗顽固性、习惯性便秘，效果不错，

这就是用它升中有降的功能。

20 世纪 60—70 年代，我二三十岁，在贵州学中医的时候，遇到过一位名叫毛玉贤的老中医，人称"毛神仙"。他用补中益气汤加减治疗内外妇儿及五官科多种疾病，都取得良好的效果。我想，这固然与他丰富的临床经验和灵活使用成方有关，也肯定和补中益气汤自身组方的特点密切相关。

几十年来，本人在运用补中益气汤方面也有一些心得体会。因篇幅关系，有兴趣的读者，留待合适的机会来交流吧。

2. 气行血行，"五药"解"六郁"的越鞠丸

中医有"六郁"之说。郁，就是郁闷，就是不通、不畅。不通不畅，就要生病，或者已经病倒了。哪"六郁"呢？气郁、血郁、痰郁、火郁、湿郁、食郁也。气郁为六郁之首，气行则血行；气畅，则痰、火、湿、食诸郁也就迎刃而解了。金元时期的名医朱丹溪创制了"解郁"之方"越鞠丸"。其主药，如果专业一点说叫"君药"，即为行气之药香附，而且用醋制过，以求其"入肝"，因为"气郁"与"肝"的关系最为密切。另外四味，川芎活血化瘀，栀子清热泻火，神曲消食化滞，苍术燥湿运脾，各治一"郁"。方中不用化痰药，因"痰"由诸郁而生，诸郁解，则痰郁亦解。这与"五脏六腑皆令人咳"同理。

我的临床经验是，"六郁"之中固然是以"气郁"为主，但"食郁"也切不可小视。我们一些国人在小富之后太过注重"口福"，狂吃海喝，"食滞气郁"的问题也就凸显出来了。在临床上，我往往会在香附的基础上加入青皮、木香、枳壳或枳实之类，增加行气之力，在神曲的基础上加入谷芽、麦芽、山楂之类，强化消食导滞之功。我也会根据患者虚实之情，将此方与补中益气汤一类的补益剂合方，以求扶正祛邪之效。

3. 降气纳气、止咳平喘的苏子降气汤

如果你气血充盈，偶然伤风咳喘，并不难治，往往三五剂中药即可

治愈。但如果你素有气虚，特别是肾气虚，平常就动辄气喘吁吁，复加外感风寒，出现咳喘痰多、胸膈满闷、心悸气短、呼多吸少、腰疼脚弱、肢体浮肿等症状，如同西医所说的"老慢支""肺心病"之类的疾病，那就可称作"上实下虚"之"陈年痼疾"，就不是几剂药可以搞定的了。

对于这种"上实下虚"的痼疾，中医往往会以苏子降气汤治疗。本方由紫苏子、姜半夏、当归、炙甘草、前胡、姜厚朴、陈皮、大枣、肉桂、生姜、苏叶11味药组成。

方中苏子、苏叶、半夏、前胡、厚朴、陈皮、生姜7味都是通过宣肺、理气、祛邪而起到"降"的作用。而当归、炙甘草、大枣、肉桂则是通过养血、强心、温肾、扶正而发挥"纳"的功能。这样，一降一纳，祛邪扶正，以达到止咳平喘的目的。

我在临床实践中发现，苏子降气汤的功力常显不够，往往是病重药轻，解决不了问题，只有强化本方，才能达到预期效果。若邪盛咳喘剧而痰壅气塞者，加炙麻黄、杏仁、鱼腥草、蒲公英。虚极气短、心悸、汗泄不止者，加黄芪、白术、人参、淫羊藿、巴戟天、五味子等。只要对症，本方也可与补中益气汤合方运用，往往起到意想不到的疗效。其实，这并没有改变苏子降气汤的初衷，只不过是强化了它的降气和纳气的功能而已。为什么要"纳气"？气虚了，气散了，要把它补起来，"收纳"起来。

4. 迷你简约，行气止痛的金铃子散

金铃子散就两味药：金铃子（也叫川楝子、苦楝子）和延胡索（也叫元胡），其组成可以称迷你而简约，但其功效却不容忽视。

说到这里，我又要反问我那位西医的朋友，你还能说中医的"气"是看不见、摸不着、很"玄"的东西吗？

我们上面所讲的，都是在谈气，我们这一章，本身就是主要在讲气血，自然气血也会牵涉男女，牵涉阴阳，所以我们叫"谈'气'说'血'论阴阳"。

现在我们回过头来说一说"血"。

其实，我们前面也说得不少了，这里我们只是再简单提示一下。让我们来看一看，生活中，"血"和哪些字组词的概率比较大。我想，我们比较熟悉的应该是"气血""血气"，还有"血气方刚""血性儿女""血性男女"，等等。

我们再回过头来看看，中医说"气为血之帅，血为气之母""男以血为帅，女以血为本"。其实，这些都是相对的概念。无论男女，"气"和"血"都是非常重要的。一个有"气"，而没有"血"的男人，你认为是一个健康的男人吗？反过来说，一个所谓有"血"而没有"气"的女人，你也认为她是一个健康的女人吗？

说到这里，读者诸君，这个宇宙之大，能离开阴阳吗？天地之间，能离开日月吗？人世之间，能离开男女吗？男女之身，能离开气血吗？

一身正气，血性男女，就是最幸福的人生，就是最美满的人间，就是最和谐的世界。

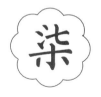

中医学中的医道与天道、地道、人道

　　伟大的革命导师恩格斯说："一个民族要站在科学的最高峰，就一刻也不能没有理论思维。"

　　中医学之所以和中国传统文化一样，历经磨难而不泯灭，罹难弥坚；历经历史长河的洗礼而青春焕发、历久弥新；这是因为，它不仅拥有丰富的实践经验，更重要的是，它还拥有正确的思想方法。也就是说，我们的祖先，长期以来不仅重视经验和知识的积累，还更加重视理论和思维。

　　如果说"形而上者谓之道，形而下者谓之器"，那么，我们的祖先就不仅仅是重视"器"的积累和改进，还更加重视"道"的完善和进步。我们的祖先在实践的积累和不断的辩证思维的进步中，早就体会到，医学绝对不是一门孤立的科学，它有相对的独立性，但是，它又是和世间万物，和大自然，和人类社会紧密相连的。所以，中医学的医道是和天道、地道、人道融为一体，相辅相成的。

中医学中的医道与天道

《易经·系辞》曰:"立天之道,曰阴与阳;立地之道,曰柔与刚;立人之道,曰仁与义。"这里讲了三道:天道、地道和人道。实际上,我们也可以把地道看成天道的一部分。

这里没有讲医道。

范仲淹说:"不为良相,便为良医。"他认为"治人"和"治国"是同理的,而且是同等重要的。范仲淹给了医道以崇高的地位。其实,"治国"是偏重人的社会属性,而"治人"是偏重人的生物属性;从根本上说,都是在"治人"。

《素问·阴阳应象大论》曰:"阴阳者,天地之道也,万物之纲纪,变化之父母,生杀之本始,神明之府也,治病必求于本。"这已经远远超出了治病、治人的范畴,谈的是天、地、人,也谈的是医。

实际上,我们的祖先,早就把天道、地道和人道融为了一体。医道,作为一条红线,把天、地、人贯穿在一起,这就是中国传统文化和中医学理论的"天人合一"的学说。

医者必须懂人道、天道和地道。

中医治病讲究因时、因地、因人而异。时者,春夏秋冬、子丑寅卯;地者,东西南北、高山平地;人者,男女老幼、壮盛羸弱。这就体现了医道里面有天道,有地道,有人道的思想。这也是"天人合一"的思想。

为了阐述方便,我们权且把天道、地道、人道分开来谈,分别讲医道中的天道,医道中的地道,医道中的人道。

先讲医道中的天道。

《素问·天元纪大论》曰："在天为气，在地成形，形气相感，而化生万物矣。"

《素问·六节藏象论》又曰："天至广不可度，地至大不可量……草生五色，五色之变，不可胜视；草生五味，五味之美，不可胜极，嗜欲不同，各有所通。"

《素问·天元纪大论》又曰："太虚寥廓，肇基化元，万物资始，五运终天，布气真灵，统坤元，九星悬朗，七曜周旋，曰阴曰阳，曰柔曰刚，幽显既位，寒暑弛张，生生化化，品物咸章。"

上面几段《黄帝内经》的经文，实际上说的是宇宙、天地是无限的，是无穷的。世间的万物，日月星辰、山川河流、草木鱼虫，当然也包括人类，都是宇宙和天地的产物。

读者诸君，我们这里再联系前面所谈到的女娲造人的神话，是不是更加有趣呢？

《素问·六微旨大论》曰："夫物之生从于化，物之极由乎变，变化之相薄，成败之所由也……成败倚伏生乎动，动而不已，则变作矣。"

帝曰："有期乎？"岐伯曰："不生不化，静之期也。"

帝曰："不生化乎？"岐伯曰："出入废则神机化灭，升降息则气立孤危。故非出入，则无以生长壮老已；非升降，则无以生长化收藏。"

这就明确地指出，"不生不化"的静止期是相对的，而"升降出入，动而不已"的运动状态则是绝对的。二者相互对立，又相互转化，宇宙间的一切生命的生长化收藏，人体的生长壮老已，就是在这个"绝对的升降出入"和"相对的不生不化"的矛盾中运动和进行的。

这就是说，宇宙、天地、世间万物，当然包括人、人体（肉体），不动不行，而只是绝对的"动"，也不行，还必须有相对的"静"，这就是说，要有一个动态的平衡。所以，《素问·生气通天论》又曰："阴平阳秘，精神乃治；阴阳离决，精气乃绝。"

当这种动态平衡受到破坏的时候，《素问·至真要大论》就指出，我

185

们的医者要"谨察阴阳所在而调之，以平为期"。

医道里固然有天道，但总的来说，医道还是受着天道的指挥和控制的。

一年四季的变化，一日四时的不同，对疾病的发生和演变都会产生不同的影响。

如冬春多流感之类的呼吸道传染病，夏秋多痢、泻之类的胃肠道传染病。在季节交替之时，更是有多种传染病流行。

《素问·四气调神大论》就概述了春夏秋冬四季在养生和治疗上的不同侧重点。而且进一步指出，这是"从阴阳则生，逆之者死，从之则治，逆之则乱"。还进一步把它提高到一个很高的高度，曰："是故，圣人不治已病治未病，不治已乱治未乱，此之谓也。夫病已成而后药之，乱已成而后治之，譬犹渴而穿井，斗而铸锥，不亦晚乎"。

自从我们用公历纪元之后，许多人有意无意地忽略，甚至淡忘了我们祖先传下来的传统历法，这是非常错误的。中国传统历法，不仅对农业生产，而且对我们的生活起居、养生保健，对中医的诊断和治疗，都有重要的指导意义。

其实，民间对传统历法倒是非常重视的。

比如二十四节气。举例而言，广东民间有句话——"冬至大过年"。把冬至看得比过年还"大"，还重要。的确，冬至在二十四节气中是一个非常重要的节气。因为它在一年中是一个寒温交替、阴阳交替的重要节点。与之相对应的是夏至。传统文化有"冬至一阳生，夏至一阴生"的说法。物极必反，阴阳互抱。与"二至"同等重要的还有"两分"，即春分和秋分。此外，还有"四立"，即"立春""立夏""立秋"和"立冬"。这些都是十分重要的节令。这些节令都与我们的养生保健有关，与中医的治疗用药有关。

我们在上章谈到"气血"的时候，讲到要善养"浩然之气"，养自己的"正气"。讲到养正气，就讲到了"气节"。要"富贵不能淫，贫贱不能移，威武不能屈"，这是"以气持节"，谨守做人的底线。我们这里又谈到"节气"，这是"以节制气"。我们所生活的大自然和人类社会都是有规律可循的，我们必须顺应它，不能"逆节而动"，所谓"天下大势，浩浩荡荡，顺之者昌，逆之者亡"，就是尊重规律，顺势而为。

一个是"气节"，以气持节，以气护节，以气守节；一个是"节气"，以节调气，以节治气，以节养气。二者形似对立，实则是统一的。

这里面有大学问。

这些，都为中医因时养生保健和治病用药提供了理论依据。

一年四季，二十四节气养生；再细一点，一日昼夜养生，乃至一天当中用药服药的最佳时间和方法；还有，选择最佳的时间节点配合最佳的穴位和经络，使用最佳的针灸手法，也就是子午流注经络疗法。这些，都是中医理论"因时而异"的具体体现。

《素问·生气通天论》曰："故阳气者，一日而主外，平旦人气生，日中而阳气隆，日西而阳气已虚，气门乃闭。是故暮而收拒，无扰筋骨，无见雾露，反此三时，形乃困薄。"

《灵枢·顺气》又曰："朝则人气始生，病气衰，故旦慧；日中人气长，长则胜邪，故安；夕则人气始衰，邪气始生，故加；夜半人气入脏，邪气独居于身，故甚也。"

讲的是正邪在昼夜之间的此长彼消，中医的保健和治疗都会遵循和利用这个规律。

这些年来，西医的"时间疗法"一度盛行。其实，早在两千多年前，《黄帝内经》的理论已经涉及这个问题了。

第
二
节 | # 中医学中的医道与地道

开个玩笑，轻松一下，此"地道"，非"地道战"之"地道"也。

上一节，我们讲的"天人合一"，主要是讲"天"，是"因时而宜"。下面，我们主要讲"地"。其实，广义地说，"地"也是"天"的一部分，仍然是"天人合一"，只不过是侧重讲"因地制宜"而已。

《黄帝内经素问》中有一篇叫"异法方宜论"，讲的是针对居住在东、南、西、北、中不同地域的人，采取不同治疗方法的理论。原因是，居住之地不同，有海拔高低的区别，有风寒暑湿的不同，也有饮食习惯的差异。代代相传，他们在基因上也就各不相同了。中国古代，人口流动相对不大。所以，东、南、西、北、中不同的人群，身体禀赋就会有很大的差别。如果医者用同一种模式和方法去治疗，就会出现差错，甚至可能会南辕北辙。

我们的祖先，早就看到了这一点，提出了"因地制宜"的治疗理论和方法。

"橘生淮南则为橘，橘生淮北则为枳"。橘和枳由于生长的地域不同，并非只是同品种而品质不同。实际上，在植物学的分类上，"橘"与"枳"已经是同中有异了。当然，它们在食用和药用价值上也有很大差异。

植物尚且如此，何况于人？生活在北极地区的因纽特人，即爱斯基摩人，难道也要遵循中国人的二十四节气生活吗？如果他们生了病，来看中医，我们还是用对待中国人的老套路一成不变地为其治疗吗？

在我行医的生涯中，就为不少澳大利亚、新西兰、美国、意大利、日本，以及东南亚各国的患者治过病。在诊疗过程中，我总要认真询问、了解他们生活的地域环境和起居饮食习惯、文化背景，甚至他们愿意告诉我的一些个人隐私。在这样的基础上，我再采取同中有异、异中有同的方法为他们治疗，一般都能取得很好的效果。

因纽特人也早晚会来找我们看中医的，这是完全可能的。现在的地球，也就是一个村庄而已嘛。

《黄帝内经素问》中的"异法方宜论"讲的是，东、西、南、北、中，治法各不同的问题。当然，那时我们的祖先还不知道，世上有居住在我们北边又北边的因纽特人，美国和澳大利亚也还远远没有立国，自然，"异法方宜论"也就没有谈及他们。但是，"东、西、南、北、中，治法各不同"的道理却是相同的，用于现在，不过是个"放大版"而已。

20 世纪 90 年代初，我刚到深圳，经过对岭南地区地域环境特点和当地居民体质特点的认真考察和研究，确定了一首中医方剂和一味中药作为临床的常用方和常用药，这就是玉屏风散和白花蛇舌草。在辨证论治确定主方的基础上，首先考虑合入此方、加入此药，往往取得很好的疗效。

岭南卑湿之地，且实质上的夏季长达八九个月，又多台风，这种气候和地理条件，最易伤人阳气，且又最助湿邪。我们必须选一个补气不助湿，除湿不伤气，而又简捷有效的基础方，作为男女老幼均可广泛使用的保健方，或单独使用，或与其他方剂合方使用。玉屏风散改为汤剂就成了首选。它可明显地提高人体免疫力，有病治病，无病强身。

岭南卑湿而又高温，无论男女，特别是女性，泌尿生殖系统最易为微生物感染。对于这类由于感染而引起的疾病，诸如男性的急慢性前列腺炎、尿道炎、膀胱炎，女性的多种炎症，如阴道炎、宫颈炎、输卵管炎等，虽然大小金钱草、车前草、土茯苓等中草药都有一定疗效，但都远不如白花蛇舌草。虽然现在两广地区药材供应商所供应的大多并非白花蛇舌草正品，而是其代用品，如水线草之类，但疗效仍然很好。我在临床上往往在辨证选药组方之时，加上白花蛇舌草，甚至单用本品，用量均在30克以上，一般都可收到立竿见影之效。

我的硕士导师石恩权先生是位使用玉屏风散的高手。他继承创新，将此方用到了出神入化的程度。

首先是黄芪的使用，他多半选用生黄芪，取其补气兼利湿，不致因"补"而"呆滞"。另外，黄芪的用量，他会根据患者的体质和病情的不同，以及治疗目的，轻则用10克，小儿用5克，重则用50克、100克，甚至200克以上。

白术一般不生用，而是用麸炒白术，用量一般为10~20克，他会根据实情和需要以麦冬、石斛之类易白术，改健脾为滋阴。

防风用量一般为10克，也会根据患者病情和当时的气候、地域特点，以苏叶、藿香之类易之。不仅解表，也兼有健脾除湿和温化痰饮之功。有时还会以玉屏风散和补中益气汤、当归补血汤合方。

简直把"玉屏风"用活了。

讲到这里，可能有读者会提出：这还是"玉屏风"吗？

我的回答很简洁："医者，意也。"

20世纪80年代初，我常随恩权先生出诊，侍其左右。先生耳提面命，我受益良多。先生于2003年仙逝，享年75岁，虽说年逾古稀，但从现在观点看，仍在壮盛之年，可以说是英年早逝，令人痛惜。

石家两代，父石玉书，子石恩权、石恩骏，女石恩仪（乒乓球世界冠军王家声的夫人），均系贵州名中医。

我与石家特别有缘。1970年前后，我通过一位弹古筝的朋友引荐，拜访求教了"贵州四大名医"之一的石玉书先生。先生毫无顾虑爽快地回答了一个初学中医、求知心切的年轻人的提问。迄今，已经半个世纪，我的提问和他的回答，好像就在眼前，就在耳畔！

广源问：先生，中医典籍浩瀚如海，要记要背的东西实在太多，难道就没有捷径吗？

先生答：捷径没有，但有方法。学中医，肯定是要记、要背一些东西的，但也不是记得越多、背得越多越好，更不能死记硬背。你记住，中医之妙，在灵、活、圆、通四个字。

广源问：在金元四大家中，先生最推崇谁？

先生答：朱丹溪。

广源问：有人说你要患者采撷清晨树叶上的露珠当药引，是搞迷信。你真的是在搞迷信吗？

先生答：不是。中医古籍中有记载，也是我的临床经验。

关于"露珠"这一问题，20世纪80—90年代，我在中科院贵阳地球化学研究所朱梅年教授的指导下，从事中医药微量元素研究。应该说，初步找到了答案。

这是与石老先生的缘分。前面说过，20世纪80年代初，石玉书老先生的长子石恩权先生又成了我的硕士研究生导师。更有缘的是，石公的幼子，恩权先生的弟弟石恩骏，居然又在我之后拜在许玉鸣先生的门下，许玉鸣先生是我读硕士研究生时的第一导师，这样石恩骏就成了我真正的师弟！

石玉书老先生的侄子石恩扬，还有他的关门弟子章正益，也是我1978年"进修班"的同窗好友。

以上好像是闲话，其实对有志学中医者，都是有用的。

讲到"天道"和"地道"，还有一个现象，非常值得我们重视，这也是从实践中来的。我们重视天时、重视地域，固然是非常重要的。因时、因地制宜，这是我们中医要遵循的一个基本原则。但是，这些年来，一些情况也发生了很大的变化。我们必须要面对、要研究。

近代、现代，特别是新中国成立以来，更加特别的是改革开放以来，人口的流动范围加大了，速度也加快了。东、西、南、北、中，由于人口的流动，婚姻的情况也出现了新的变化。东、西、南、北、中各地域人群通婚的已经非常普遍，不同的民族之间，甚至不同的种族之间，通婚也非常普遍。因此，一代又一代，体质上也发生了很大的变化。

由于人口流动的加大、加速，东、西、南、北、中不仅是人口流动，饮食习惯也互相交融。你在东北、西北可以吃到江浙菜、川菜、湘菜；你在南方也可以吃到东北、西北的美食。我经常看到，本来不怎么吃辣椒的北方人，吃起辣椒来，比贵州人、四川人、湖南人还要厉害。饮食习惯的改变，自然对人的体质也产生了影响。

还有就是"反季节生活"的出现。

什么叫反季节生活呢？我们回顾一下，空调的普及，供暖设备进入寻常百姓家，也就是近二三十年的时间。于是，夏天没有那么热了；冬天也没那么冷了。长此以往，当然也会造成人体体质的变化。

另外，反季节的蔬菜、反季节的水果，也在改变着人体的体质。比如西瓜，以前是夏天才能吃到，现在哪怕寒冷的冬天也能吃到西瓜。这又将对人的身体产生什么样的影响呢？不言而喻。

以前我们总认为北方人禀赋比较厚实，南方人禀赋比较薄弱。于是，比如用解表药，我们对于南方人使用麻黄、桂枝就特别慎重，有的医生甚至视"麻、桂"如虎。至于说附片、肉桂之类的大热之药，更是不敢轻用。而现在，对于很多南方人来说，不用麻黄、桂枝，就还解决不了问题呢；不用附片、肉桂，他的阳气就是起不来。什么原因呢？与反季节有关，也和不健康的生活习惯有关。社会竞争的加剧、生活工作压力的加大，再加上一些年轻人，甚至中老年人，酗酒、抽烟、生活不规律，还听信一些不实宣传，放纵性生活，更大大加速了精、气、血的亏损。从而，阴损及阳，造成阳气不足。

我们现在在临床上接诊的患者，不管男女老幼，最常见的就是阳气不足。不是卫阳不足，就是肾阳不足，或者是脾阳不足，或者两者、三者兼而有之。至于朱丹溪说的那种"阳常有余，阴常不足"，反而很难看到了。

现在，不管是南方人还是北方人，见有外邪侵入，该用麻黄、桂枝，只要对证，就用。肾阳虚或脾阳虚，或脾肾阳虚，该用附片、肉桂，就用。

如果还是死搬原有的"因时、因地而宜"的方法来治疗，将会出现什么样的后果呢？面对现实，在中医理论和治疗方法的运用上，也要与时俱进。

近年来，中医的"主火派"，甚至叫作"火神派"的理论非常盛行，在治疗效果上也出人意料的好，是不是和这个现实有关呢？

人类文明的出现，就是伴随着火的发现，伴随着人工取火用火的发明而出现的。火，就是光明，就是太阳，就是人身的"阳气"，我们怎么能不重视呢？

中医学中的医道与人道

本章的前两节，我们说到了中医养生和治病要因时因地制宜，谈到了医道与天道、医道与地道之间的关系。这一节，侧重讲治病"因人制宜"，要谈"医道"与"人道"之间的关系。很自然，中医学中的"医道"与"人道"的内容更加广泛，也就更为重要了。这里我们择其要而言之。

我们分成两部分来讲：第一，为人养生之道。第二，为医从医之道。

先讲"为人养生之道"。

《黄帝内经》的开章之篇，即《素问·上古天真论》曰："夫上古圣人之教下也，皆谓之虚邪贼风，避之有时。恬淡虚无，真气从之。精神内守，病安从来？是以志闲而少欲，心安而不惧，形劳而不倦。气从以顺，各从其欲，皆得所愿，故美其食，任其服，乐其俗，高下不相慕，其民故曰朴。是以嗜欲不能劳其目，淫邪不能惑其心。愚智贤不肖，不惧于物，故合于道。所以能年皆度百岁，而动作不衰者，以其德全不危故也。"

现在，我们来对这段《黄帝内经》的经文，做一个简单的诠释。

什么叫"虚邪贼风"呢？明末清初的著名医家高士宗解释说，"四时不正之气，皆谓之虚邪贼风"。"新冠肺炎"和"非典"，就是虚邪贼风。我们所采取的各种预防措施，戴口罩、消毒、隔离、疫苗接种、中西医的预防治疗等，都是"虚邪贼风，避之有时"的具体体现。

我们的祖先是重视对外邪的规避和预防的，但是，更加重视人的内在修养。

"恬淡虚无，真气从之。精神内守，病安从来？"不要去追求那些虚无缥缈、不切实际的东西，要淡泊名利之类的物质欲望，从而保持自己的真气和正气。恬淡虚无，真气和正气就会跟随着我们，我们的精神就始终能做到"内守"，"病邪"怎么会进得来呢？我们的思想是平静的，我们的心态是安闲的，少了那些非分的欲望，内心安定而没有恐惧，形体劳动，又不过分疲倦，真气就能非常畅顺。我们每个人都能顺应他的正常欲望，达到他愿意达到的愿景，得到他应该得到的东西。这样的人吃什么都觉得很开心，穿什么都觉得很舒适，因为他不过分地去追求和讲究物质生活。这种人总能自觉地适应社会的各种风俗习惯，对各种人和事也都非常包容。他不会羡慕那些地位高的人，也不会眼红那些有钱财的人，他不羡高官、不慕土豪、不恋珠帘、不重钱财，他始终怀着一颗非常纯真朴实的心。这样，过分的欲望就不能蒙住他的眼睛，外界的淫邪也就不能迷惑他的心灵。

无论是圣贤，还是一个普普通通的人，他们都不会畏惧这种外界之物，或者说，不会因为外物的影响和诱惑而改变他的初衷。他的思想和行为总是"合于道"的，也就是和天地的规律是吻合的。与天地规律吻合，与天地融合在一起，这就是最大的"人道"。这样的人到了百岁的高寿，动作和思想都不会衰败。这是什么原因呢？就是因为，他们的个人修养已经达到了一个完美的境界。

从这段经文我们可以看出，我们的祖先并不是要我们戒欲、禁欲。而是说，对欲望要适当地控制，有欲望是正常的，关键是"度"的掌握，所以，经文说"各从其欲，皆得所愿"，应该有的欲望"各从其欲"，但要少欲，不能够嗜欲，不能为淫邪来搅乱我们的心灵。所谓"嗜欲不能劳其目，淫邪不能惑其心"是也。

历年历代，几千年来，人们都在追求着健康和长寿。特别这些年来，关于健康长寿的各种说法以各种形式，或书籍，或电视，或手机视频，或专题讲座，铺天盖地而来。其实，我们现在来读一读《素问·上古天真论》，就会发现，这才是为人养生的根本之根本。

下面讲"为医从医之道"。

说到为医从医之道，从中医的典籍中，我们可以在《黄帝内经》中的《素问·疏五过论》和《素问·征四失论》中看到，这是最早的为医、从医的记载。

《素问·征四失论》曰："诊不知阴阳逆从之理，此治之一失矣。受师不卒，妄作杂术，谬言为道，更名自功，妄用砭石、后遗身咎，此治之二失也。不适贫富贵贱之居，坐之薄厚，形之寒温，不适饮食之宜，不别人之勇怯，不知比类，足以自乱，不足以自明，此治之三失也。诊病不问其始，忧患饮食之失节，起居之过度，或伤于毒，不先言此，卒持寸口，何病能中，妄言作名，为粗所穷，此治之四失也。"

再看《素问·疏五过论》："若视深渊，若迎浮云，视深渊尚可测，迎浮云莫知其际。"意思是说，医道比深渊还要深，深渊是可以测的，而医道却不可测。浮云，不知道它的边际在哪里。

它接着又指出一般医生治病的种种过失，它之所以叫"疏五过论"，就是"梳理"诸多医生在治疗疾病时的种种过失。从而，它又进一步指出：圣人治病一定要知道自然界的阴阳变化、四时寒暑的规律、春夏秋冬的不同；也要进一步知道，五脏六腑之间的关系，要明白到底是用针刺的方法，还是用服药的方法来治疗更为恰当；而且，还要进一步了解人情事理、贫富贵贱。特别指出，那种先贵后贱、先富后贫的人，在精神上是会受到重大的打击的，我们在治病上，要特别注意这个特点。同时，还要了解患者的长幼和男女，了解他的个性和性别特点，等等。这些，都进一步佐证，医道是很艰深的；医道，比深渊还要深，像浮云一样没有边际。

作为医生，我们能不如履薄冰、如临深渊吗？

如果说《黄帝内经》所处的时代相对比较纯朴，那么，作为医圣的张仲景和作为药王的孙思邈所生活的汉代和唐代，就比较复杂和浮躁了。自然，张仲景和孙思邈更多地会谈到医者的医德，更多地会谈到医者的医德。

张仲景说："当今居世之士，曾不留神医药，精究方术，上以疗君亲之疾，下以救贫贱之厄，中以保身长全，以养其生。而但竞逐荣势，企踵权豪，孜孜汲汲，唯名利是务；崇饰其末，而忽弃其本，欲华其表而悴其内，皮之不存，毛将安附？"

这是仲景对那种不认真的为医，一味地追求名利之人的鄙视和鞭挞。

孙思邈更是对为医的基本道德规范做了一个概述，这就是有名的《大医精诚》。

> 凡大医治病，必当安神定志，无欲无求，先发大慈恻隐之心，誓愿普救含灵之苦。若有疾厄来求救者，不得问其贵贱贫富，长幼妍蚩，怨亲善友，华夷愚智，普同一等，皆如至亲之想。亦不得瞻前顾后，自虑吉凶，护惜身命。见彼苦恼，若己有之，深心凄怆。勿避险巇、昼夜寒暑、饥渴疲劳，一心赴救，无作功夫形迹之心。如此可为苍生大医，反此则是含灵巨贼。自古名贤治病，多用生命以济危急，虽曰贱畜贵人，至于爱命，人畜一也，损彼益己，物情同患，况于人乎。夫杀生求生，去生更远。吾今此方，所以不用生命为药者，良由此也。其虻虫、水蛭之属，市有先死者，则市而用之，不在此例。只如鸡卵一物，以其混沌未分，必有大段要急之处，不得已隐忍而用之。能不用者，斯为大哲亦所不及也。其有患疮痍下痢，臭秽不可瞻视，人所恶见者，但发惭愧、凄怜、忧恤之意，不得起一念蒂芥之心，是吾之志也。
>
> 夫大医之体，欲得澄神内视，望之俨然。宽裕汪汪，不皎不昧。省病诊疾，至意深心。详察形候，纤毫勿失。处判针药，无得参差。虽曰病宜速救，要须临事不惑。唯当审谛覃思，不得于性命之上，率尔自逞俊快，邀射名誉，甚不仁矣。又到病家，纵绮罗满目，勿左右顾盼；丝竹凑耳，无得似有所娱；珍羞迭荐，食如无味；醽醁兼陈，看有若无。所以尔者，夫一人向隅，满堂不乐，而况病人苦楚，不离斯须，而医者安然欢娱，傲然自得，

中医学中的医道与天道、地道、人道

柒

197

兹乃人神之所共耻，至人之所不为，斯盖医之本意也。

夫为医之法，不得多语调笑，谈谑喧哗，道说是非，议论人物，炫耀声名，訾毁诸医，自矜己德，偶然治瘥一病，则昂头戴面，而有自许之貌，谓天下无双，此医人之膏肓也。老君曰：人行阳德，人自报之；人行阴德，鬼神报之。人行阳恶，人自报之；人行阴恶，鬼神害之。寻此二途，阴阳报施岂诬也哉。所以医人不得恃己所长，专心经略财物，但作救苦之心，于冥运道中，自感多福者耳。又不得以彼富贵，处以珍贵之药，令彼难求，自炫功能，谅非忠恕之道。志存救济，故亦曲碎论之，学者不可耻言之鄙俚也。

我愿与大家一起学习《大医精诚》。

在祖先的面前，总觉得诚惶诚恐自惭形秽，读一次学一遍，如同一次洗心革面，甚至一次浴火重生。难受是难受，但总是在为医从医的路上，一步一步地前行。

为了初学者学习方便，我冒昧地将《大医精诚》分为三个自然段。每一个自然段都集中地体现了药王孙思邈对医者的一个方面的要求。

第一，要有普济救人的大医之心。

孙思邈认为，一个真正的医生，要用自己的生命作为医药，要用自己的生命来普济危机。换句话说，就是要用自己的生命来对待患者的生命，而且要真心实意，要一心赴救，无作功夫形迹之心；无论其贫富贵贱；也无论其"颜值"如何；也无论其是汉族还是少数民族；也无论其文化程度的高低、智商情商的高低；也无论其是不是我们的亲戚、朋友，是不是和我们有所恩怨：我们都要一视同仁。只有这样的人，才能叫作苍生大医，否则就是含灵巨贼。

第二，要有俨然庄重的大医之态。

孙思邈说："夫大医之体，欲得澄神内视，望之俨然。"也就是说，一个好的医生，一定是非常庄严、端庄的。他还特别提到，如果到了患者的家，不能左顾右盼，特别是不要为物质的东西所诱惑。始终要保持俨然庄重的大医之态。

第三，要有虚怀若谷的大医之德。

孙思邈说，作为一个好的医生，不仅不能多语调笑，谈谑喧哗，更不能道是说非、议论他人，用炫耀自己的声名去诋毁其他的医生，稍微有一点治疗上的效果就到处吹嘘。作为一个好医生，应该虚心学习，不断进步。古往今来，历代名医都是把自己的职业看得非常高尚，都是严于律己的人，他们都非常自尊、自重、自爱。

比如明代的名医裴一中，在他的《言医·序》中就说："学不贯今古，识不通天人，才不近仙，心不近佛者，宁耕田织布取衣食耳，断不可作医以误世！医，故神圣之业，非后世读书未成，生计未就，择术而居之具也。是必慧有夙因，念有专习，穷致天人之理，精思竭虑于古今之书，而后可言医。"

清代名医叶天士在其《临证指南医案·序》中说："良医处世，不矜名，不计利，此其立德也；挽回造化，立起沉疴，此其立功也；阐发蕴奥，聿著方书，此其立言也。一艺而三善咸备，医道之有关于世，岂不重且大耶！"

叶天士认为，一个为医从医者，只要努力是可以做到立功、立德、立言三立的，这和将相王侯没有什么区别。

清代的名医柯韵伯在其《伤寒来苏集·季序》中说："世徒知通三才者为儒，而不知不通三才之理者，更不可言医。医也者，非从经史百家探其源流，则勿能广其识；非参老庄之要，则勿能神其用；非彻三藏真谛，则勿能究其奥。"

在这里，柯韵伯说明了为医者要通达中国传统文化。儒、道、释，三者缺一不可。实际上，我们所了解的，我们的祖先、很多古代的名医都是中国传统文化的大家，所以，中医有"儒医"之说，"儒"就是读书人。

还有，我们的祖先，已经开始注意到了医患之间的关系，已经考虑到如何用法律来保护自己，比如扁鹊的六不治，"骄恣不论于理，一不治也；轻身重财，二不治也；衣食不能适，三不治也；阴阳并，脏气不定，四不治也；形羸不能服药，五不治也；信巫不信医，六不治也"。这就是医疗法制的雏形。

为医者，特别是从事西医工作的同志，都知道有个《希波克拉底宣言》，或者叫《希波克拉底誓言》，这是古希腊著名科学家和医生希波克拉底对为医者的规范性要求。也有人说，孙思邈的《大医精诚》就是东方的《希波克拉底宣言》。

我想，不管是西方的《希波格拉底宣言》，还是东方的《大医精诚》，其宗旨和目的都是要规范为医者的思想和行为。人性之善是共通的，人性之美也是共通的，东方文明也好，西方文明也好，都有互鉴、互参、互学的价值，我们不妨也把《希波克拉底宣言》录于下，供学习者参考。

> 仰赖医药神阿波罗、阿斯克勒庇俄斯、阿克索及天地诸神为证，鄙人敬谨直誓，愿以自身能力及判断力所及，遵守此约。凡授我艺者，敬之如父母，作为终身同业伴侣，彼有急需，我接济之。视彼儿女，犹我兄弟，如欲受业，当免费并无条件传授之。凡我所知，无论口授书传，俱传之吾与吾师之子及发誓遵守此约之生徒，此外不传与他人。
>
> 我愿尽余之能力与判断力所及，遵守为病家谋利益之信条，并检束一切堕落和害人行为，我不得将危害药品给予他人，并不作该项之指导，虽有人请求亦必不与之。尤不为妇人施堕胎手术。我愿以此纯洁与神圣之精神，终身执行我职务。凡患疑难杂症者，我不施手术，此则有待于专家为之。
>
> 无论至于何处，遇男或女，贵人及奴婢，我之唯一目的，为病家谋幸福，并检点吾身，不做各种害人及恶劣行为，尤不做诱奸之事。凡我所见所闻，无论有无业务关系，我认为应守秘密者，我愿保守秘密。尚使我严守上述誓言时，请求神只让我生命与医术能得无上光荣，我苟违誓，天地鬼神实共殛之。

天人合一，自觉地把自己的"小宇宙"融入"大宇宙"之中

　　人身是个"小宇宙"；天地大自然、社会国家民族，是个"大宇宙"。我们应该自觉地把自己的"小宇宙"融入天地大自然、社会国家民族这个"大宇宙"之中。

　　中医把人的身体看成一个有机的整体，是一个小小的宇宙。这个宇宙是以五脏为中心，通过经络的联络、气血的流动，而形成一个生机勃勃的生命。这个生命由许多部分组成，有些部分是有形的，看得见摸得着的，比如脏器、骨骼、肌肉、血液；有些部分是无形的，正如很多人所说是"玄"的，是看不见摸不着的，比如经络、气血、营卫，乃至阴阳五行之类。但是，不管是有形的还是无形的，它们都是实实在在的客观存在，是一个有机的整体，是一个小小的宇宙。

　　学过一段中医我们就会了解，在临床上常常会用宣肺通大便来治疗重感冒，用清肝泻胆来治疗暴发性火眼，用清心利尿泻小肠火来治疗口舌生疮，用补肾填精来治疗骨折脱发、耳鸣、耳聋等，效果都很不错。这是什么原因呢？中医认为：肺开窍于鼻，主宣发、肃降，与大肠互为表里；肝开窍于目，与胆互为表里；心开窍于舌，与小肠互为表里；肾主骨、生髓、其华在发，等等。上面是举例说明五脏与体表毛发、孔窍的关系。

　　中医在临床上，更为注意五脏之间的关系。在治疗上往往是一脏有病，而治疗其他一脏或者数脏，甚至是五脏同治、同调，还用五脏与气

血、津液同治、同调，或者脏病腑治，从而取得良好的效果。在中医的眼里，它们同处在一个小小的宇宙之中，是相互关联、不可分割的。这次抗击新冠肺炎疫情，很多中医专家和临床医生都采用了这样的思路和方法。可以说，中医的"道"和"术"都得到了一次验证和升华。

中医不仅把人体看成一个小小的宇宙，还把天地大自然、社会国家民族看成一个大宇宙。小宇宙是受大宇宙的影响和制约的。

我们在本章的前面几节，讲到医道与天道之间的关系、医道与地道之间的关系、医道与人道之间的关系，其实都是谈的这个问题。其根本，就是"天人合一"，就是要把人体这个小小的宇宙和天地大自然、人类社会国家和民族这个大宇宙，融为一体的问题。

我们前面讲得比较多的是人与天地、与大自然，我们下面要重点谈一谈人与社会、与国家和民族这个大宇宙的关系。

作为个体的人，不仅受着天地、大自然的制约和影响，也受着社会、国家和民族这个大宇宙的制约和影响。可以说，这也是"天"和"人"之间的关系。我们自觉地把自己这个小小的宇宙，融入社会、国家和民族这个大宇宙中，也可以说是"天人合一"这个理念的实践。这个道理也是不言而喻的。

试想，如果没有毛泽东领导我们站起来，我们今天还处于帝国主义列强铁蹄的蹂躏之下；如果没有邓小平领导我们富起来，我们的国家还是那么贫穷落后；如果没有习近平领导我们扶贫攻坚，走共同富裕的道路，我们许多同胞的温饱问题都还没有解决。我们还能在这里奢谈：哪里最适宜居住？养老是在北方好，还是在南方好？吃鸡蛋是应该吃蛋黄，还是不应该吃蛋黄？吃花生米是应该连着红衣吃，还是不连着红衣吃？前提都没有，全是空谈。

如果不是习近平总书记领导我们强起来，我们在地球上就没有强有力的话语权，有多少西方人，甚至那些"言必称欧美"的中国人，会把中国、中华文化、中医药放在眼里？

我们强起来靠的是什么？靠的是自信，是四个自信：道路自信、理论自信、制度自信、文化自信。"欲人不疑，必先自信"。没有自信，就没有底气，就没有元气，就没有精气神，无精打采，还谈什么身强体健呢？

我们强起来靠的是什么？靠的是思想，是习近平新时代中国特色社会主义思想。没有思想，没有先进的、正确的思想，就如同没有灵魂，就会失去方向，如同僵尸夜行，十分可怕。

我们强起来靠的是什么？靠的是人民，是14亿中国人民的团结奋斗，是14亿人民在为实现一个共同的梦想，在中华民族的伟大复兴旗帜下团结起来的共同奋斗。

习近平总书记在十八届中央政治局第七次集体学习时深情地说："人民群众对美好生活的向往，就是我们的奋斗目标。"现在，从中央到地方，各级党委、各级政府，都高度重视民生。我们所生活的自然环境和社会环境都得到了空前的进步、改善和提高。人民的幸福感和获得感空前提高。可以说，我们现在比历史上任何时代都更加接近中华民族伟大复兴的美好愿景。可以说，我们的社会、国家和民族这个大宇宙，是一派春光。越是在这种时候，作为个人，我们就越要珍惜现在，在美好的春天里把握方向，不要失去自我，不要丢掉灵魂。如果我们的小宇宙只是为了养生而养生，为了健康而健康，为了长寿而长寿，甚至是为了更加自私、更加狭隘的目的，我们就辜负了这个大宇宙的一派大好春光。

我们谈到中国抗疫的伟大胜利的时候，曾经说"绿水青山，就是金山银山"的理念有非常现实、非常深远、非常伟大的意义。其意义，绝不仅仅在经济学上。

谈到"天人合一"。可以说，"一带一路"和"人类社会命运共同体"的理念，就是"天人合一"的思想的具体实践和升华。同样具有非常现实、非常深远、非常伟大的意义。

"人民有信仰，国家有力量，民族有希望"。我们每一个人都是长江、黄河的一滴水、一朵浪花，都是泰山、黄山的一抔土、一粒砂石。把滴水汇成江海，把抔土聚成高山，逐步实现中华民族伟大复兴的中国梦。

我们的身体既是物质的，也是精神的，是"灵""心""身"，以进行时形态呈现出来的，高度统一和完美的结合。

我们的许多专家天天在大谈养生，也有许多人痴迷地在寻求"不死之药"、长寿之方，是不是应该于此悟出一点什么呢？

说到这里，可能有人会提出这样一个问题：你是一个医生，怎么这么喜欢谈医学以外的问题呢？

对于这类问题，我是如此来回答的。

第一，我的人生经历让我对人生、对医学，有了进一步的认识，同时，也就多了一份责任。所以，有些话不吐不快。

第二，我学医、从医几十年，使我深深认识到，这个世上最不能独立，或者说最不能脱离于天地大自然、社会国家和民族之外的科学，就是医学。许多人总是想让它独立，脱离天地大自然、脱离社会国家和民族。结果是，误导了自己，也误导了他人。可谓自欺欺人，害人害己。医学，从本质上说，就是"人学"。"人"怎么能脱离、独立、孤立于天地和大自然呢？又怎么能脱离、孤立、独立于社会国家和民族之外呢？所以，我们应该自觉地，把自己这个小小的宇宙融入天地大自然，融入社会国家和民族这个大宇宙之中。这也是中华传统文化和中医理论的"天人合一"观念的具体体现。

你学中医，或者你生活在中国，对自己的文化都没有自信，甚至对自己的民族骨子里面就充满了自卑，你怎么能够昂得起头，挺得起腰，立得稳，站得直呢？

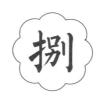

顶天立地的
中医人

　　习近平总书记在党的十九大报告第七部分明确指出："文化是一个国家、一个民族的灵魂。""文化兴、国运兴；文化强、民族强。没有高度的文化自信，没有文化的繁荣兴盛，就没有中华民族伟大复兴。"

　　总书记对中医药学给予高度的评价，他在致中国中医科学院成立60周年的贺信中提出："中医药学是中国古代科学的瑰宝，也是打开中华文明宝库的钥匙。"

中医前进的主要障碍、中医道路的艰难曲折，主要在于缺乏文化自信

　　凡是学习中医、从事过一段中医工作的人，都会感同身受，深知中医立足和发展的艰难，都会体会到中医前进的道路艰难曲折、障碍重重。

　　为什么会这样呢？其症结在哪里呢？

　　毛泽东主席早在 1939 年，在《中国革命和中国共产党》这篇著名论著中就指出，帝国主义列强侵入中国的目的，"是要把中国变成他们的半殖民地和殖民地……他们的文化侵略政策，传教、办医院、办学校、办报纸和吸引留学生等，就是这个侵略政策的实施，其目的在于造就服从他们的知识干部和愚弄广大的中国人民"。

　　帝国主义的侵略，一系列不平等条约的签订：1840—1842 年的鸦片战争和 1842 年的《南京条约》，1856—1860 年的第二次鸦片战争和随之而来的《天津条约》《北京条约》《中俄瑷珲条约》，1894 年的中日甲午战争和 1895 年的《马关条约》，1900 年的八国联军入侵和 1901 年的《辛丑条约》，一步一步地，把中国变成了半殖民地半封建社会。

　　西方文化和西医就是在这种背景下，一步一步地大举进入中国的，是伴随着坚船利炮进入中国的；从一开始，就不是和中国文化、和中医平等交流的。

　　西方文化的进入、西医的进入，逐步地削弱了中国传统文化和中医

学的话语权。这是中医直到现在还举步维艰，道路艰难而曲折、障碍重重的根本原因。

我们不妨跨越一下时空：如果西方文化和西医不是在 1840 年以后大举进入中国；而是在 1949 年以后，或者是在 1978 年之后，或者进而，是在 2012 年之后，乃至于现在，才开始进入中国，那又会是一种什么样的情况呢？

说到中医道路的障碍重重和艰难曲折，我们不能不提到一个人，这个人叫余云岫。余云岫是国民党统治时期，国民党政府卫生部的高级顾问，他曾经在 1929 年搞了一个"废止中医案"。他认为，中医是落后的、迷信的，甚至是祸国殃民的，必须废止。虽然这个法案由于整个中医界团结一致的抗议和反对，更由于广大人民群众对中医的同情和支持，没有得到实际的实施而搁浅了。

奇怪的是，到了 1950 年，也就是说，中华人民共和国已经成立了。我们卫生部的两位领导，居然又把余云岫请了回来，想继续打压中医、废止中医。这不是滑天下之大稽吗？

你可不要认为只是滑稽，应该深入地思考一下深层次的问题。

当然，这两位领导被毛泽东主席毫不留情、毫不犹豫地免了职。但是，余云岫的阴魂就此消散了吗？它的流毒就此就肃清了吗？

前几年，还出现了有院士参与并推波助澜的，甚而是充当急先锋的一股逆流，一股打压中医的逆流。说中医是"伪科学"，是"不科学"，是"不可信的"；中医是"没有作用""没有疗效"的。这样的怪论，不是又重新甚嚣尘上了吗？不是又大有废止中医之势吗？

至于那些对自己的祖宗了解甚少，"言必称欧美"的"专家"们，他们那种对中医的蔑视、贬低、打压，我们不是也天天都可以感受到、天天都在承受着吗？

还有那些靠着中医吃饭，享受着中医的优惠政策，却在不断地贬低中医，以奴颜婢膝、弯着腰与人说话为荣的，所谓的中医的子孙们，不也是经常可以见到吗？

中药也是如此，也用"以西律中"的标准来衡量中药。我们的很多传统中药正在削弱和消亡。我们的有些专家，提出对中医的态度，或者说是他们的政策，是"废医存药"。他们认为中医从理论上到实践上都"一无是处"，只有中药还有点效果，勉强可以保存下来。事实上，就连这点也没有做到。

举个例子。1985年的《药典》还有"龟板"这味药，顺理成章，自然就还有个"龟板胶"。但是，到了1990年的《药典》，这个龟板胶就消失了，就变成了龟甲胶。其理由是什么呢？根据现代药理实验，龟板和龟甲，从化学成分上看是"完全一致的"，"不需要将龟板和龟甲分开"。我们追根溯源，把龟板和龟甲分开，起始于金元四大家的名医朱丹溪。他认为，龟板和龟甲要严格分开，龟板是乌龟腹部的板块儿，龟甲是非腹部的、其他部分的外壳，特别是背部的外壳。朱丹溪认为龟板滋阴补血的力量远远大于其他部分的外壳，所以要分开。朱丹溪还在这个基础上创制了一些名方，诸如"大补阴丸""虎潜丸"之类。单独用龟板，就用腹部的板块，当然成本就比较高，而如果用全身的甲壳，当然成本就大大降低了。这对于生产厂家和药商，当然是大好事，而对于患者用药，倒未必是好事了。从此，市面上就再也买不到"龟板胶"了，只能买到"龟甲胶"。

文化，它既可以像温暖的阳光，可以像和煦的春风，可以像润物细无声的春雨；它也可以像偷偷进入我们家园的盗贼，可以像糖衣裹着的炮弹，可以像化为美女的毒蛇，这就是中医所说的伤人于无形的"虚邪贼风"。

文化可以让我们一天天地成长、壮大，也可以让我们一天天地走向毁灭，被消灭于无形之中。

这就是文化的力量。

说到这里，我们就不能不重温和强调习近平总书记在中国文联十大、中国作协九大开幕式上所说的这段话："文化自信，是更基本、更深沉、更持久的力量。历史和现实都表明，一个抛弃了或者背叛了自己历史文化的民族，不仅不可能发展起来，而且很可能上演一场历史悲剧。"

可以说，中医前进之障碍重重、中医道路之艰难曲折，其根源还是在文化，还是在我们缺乏文化自信。

第二节 | 振兴中医的关键，在于重整文化雄风、坚定文化自信

有人向我提出两个问题。

一个是，为什么近代现代有许多名人不相信中医，批评，甚至贬低中医？

另一个是，为什么西医传入中国之后，很快就得到了许多老百姓的接纳和信任？

为什么会这样呢？

先谈第一个问题。

是的，近代和现代许多名人，比如孙中山先生、鲁迅先生，乃至于胡适、郭沫若等，对中医都曾有负面的看法，甚至很严肃地批评过中医、不相信中医。

其原因首先是，媒体做了片面的宣传。

这些名人，实际上随着时间的推移，随着他们对中医的逐步了解，看法和态度都有不同程度的转变。而媒体呢，只宣传前半截，不宣传后半截。好像他们对中医的批评、对中医的不信任和贬低，是固定不变的。显然，这种宣传是片面的。

大家知道孙中山先生是患肝癌去世的。在北京协和医院，打开他的腹腔，整个肝脏像石头一样坚硬，已经没有办法手术了。有人劝他用中医治疗，他拒绝了。但他临终前的几天每天用人参汤濡唇。

胡适对中医也是贬斥的，他瞧不起中医。但是，1920 年他得了糖尿

病，西医觉得不太好办，就有人推荐他看中医，推荐当时京城名医陆仲安先生给他看病。陆仲安先生为其开具处方，重用黄芪。结果，胡适先生几个月之后糖尿病明显好转。他自己说"中医救了我一命"。从此，对中医的看法有了转变。

再者，郭沫若。他曾经说过一句很绝的话："我一直到死决不会麻烦中国郎中的。"话是不能说得太绝的。1956 年，他半边肢体虽然没有完全不遂，但是麻木得厉害，行动已经不便了。有人推荐他看中医，因为西医当时也没有办法。他就找到当时的中医研究院（即现在的中国中医科学院）的一位老中医，叫郑卓人。这位老中医就给他开了桑枝酒，叫他坚持喝半年。只喝了 3 个多月，好了。从此郭沫若完全改变了对中医的态度。

以上说的是名人不相信、批评和贬低中医的第一个原因。

再一个原因，和混入我们中医队伍中的一些"巫医"，或者叫"鬼魅之医"有关，他们的一些落后、封建迷信的做法，给人们留下极其恶劣的印象。问题并不是出在中医本身。

大家知道鲁迅先生说过一句对中医很刻薄的话，他说："中医都是些有意无意的骗子。"他说这句话是有原因的，鲁迅先生的父亲，就死在一个挂着中医名头的"鬼魅之医"的手上。

给鲁迅先生父亲看病的"鬼魅之医"开了处方，处方中还用了一个药引——"原配蟋蟀一对"。什么叫"原配蟋蟀"呢？按今天的话说，就是没有离过婚的，也不是"小三""小四"的，"原配蟋蟀"。这到哪里去找呢？

鲁迅先生作为一个接受过现代科学教育的人，看了这个怎么能不反感呢？不久，他父亲又病逝了。你说他能不痛恨吗？所以他说"中医都是些有意无意的骗子"。此话是事出有因的。

这种"鬼魅之医"直到现在，也还在危害着我们的中医队伍。

现在不是还有许多"名人"视王林、张悟本之流的"鬼魅之医"为神明，对他们顶礼膜拜吗？设想，如果他们的家人，也死在这些"鬼魅之医"手上，他们会不会骂中医骂得更厉害呢？你说，这是怪谁呢？怪中医？怪骗子？还是怪他们自己呢？

同样，我们的媒体宣传鲁迅对中医的态度，也是只宣传前半截不宣传后半截。只宣传鲁迅先生说"中医都是些有意无意的骗子"，为什么就不宣传鲁迅先生曾经精心搜集中医的名著和典籍呢？鲁迅先生在日记里写到，他在搜集王叔和《脉经》的一些珍贵的版本。如果说他对中医不感兴趣，怎么会用那么大的精力来搜集这些东西呢？

当然，再一个原因，也和历史背景分不开。当时正是"五四运动"前后，由于"五四"名人们对新文化运动的热烈追求，难免就会对中国传统文化和中医有些偏见。这也是自然的、不足为奇的。

第二个问题，应如何解释西医传入中国之后，很快得到了很多中国老百姓的接纳和信任呢？

《易经》说："形而上者谓之道，形而下者谓之器。"人类对于知识、思想和智慧的认识，是分成两个层次的，这就是"道"和"术"。《道德经》又把这两个层面分成了四个层面，即"道""法""术""器"。其实，我们可以把"法""术""器"都看成"术"的层面。也就是说，实际上还是两个层面："道"和"术"。

伴随着西方的文艺复兴，伴随着西方的工业革命，西医在具体的医疗技术方面取得了长足的进步；而 1840 年以后，由于国力的日渐衰微，中医恰恰在"术"的方面，在具体的医疗技术方面相对停顿，甚至落后了。

"道"，是宏观的，有些"玄"，有些看不见摸不着。而"术"，是微观的，是具体的，是看得见摸得着的。"术"，恰恰是西医的优势。一个青霉素的发现和青霉素制剂的发明，让人类的预期寿命延长了 35 年之久。先进的诊疗技术、外科技术、产科技术都是看得见摸得着的，当然，也就是老百姓最容易接纳和信任的。这也就不足为奇了。

"道"虽然看不见、摸不着，比较"玄"，但是，随着人类实践的进步和认知的进步，"道"就显得格外重要了。刚才我们讲到青霉素制剂让人类的预期寿命延长了 35 年，但是以青霉素为代表的抗生素的滥用，已经开始显现出其灾难性的后果。于是，人类又开始再次觉醒了，又开始重新回到中医的思维、中医的"道"的轨道上来了。

我们再回过头来看看，1840 年以来，西方文化、西方医学对我们深刻的、负面的影响。

我说的这个"我们"，可能是一个小的范围，比如，我们中医界；也可能是一个很大的范围，比如，我们整个医学界，整个知识界，乃至于我们整个国家和整个民族。所以，对于中医的偏见，对于中医的一时的误解和错误的认识，存在于一些名人身上，存在于一些普通老百姓的身上，同时也存在于我们自己身上，存在于我们学中医、用中医的人身上，这也就不足为怪了。

对于中医的现状，我们可以用《西游记》里的两个故事来简略而形象地说明一下。这两个故事，我是把它单独挑出来的，互相不交叉，也互相不融合。

第一个故事是，孙悟空钻进了铁扇公主的肚子里。他在铁扇公主的肚子里任意折腾，把铁扇公主折腾得死去活来。这就好像西方文化和西医，已经钻进了我们中国传统文化和我们中医的肚子里面，是一回事。

第二个故事是真假猴王的故事。现在在中医的队伍里面，甚至在我们每一个人的头脑里，可以说都存在着真假猴王的问题。不仅是真假猴王本身难分，而且真假猴王谁占上风也难分。可能很多时候，是假猴王占上风。

中医的道路为何障碍重重，为何如此艰难而曲折？振兴中医的关键在哪里？这个问题，我认为到这里，已经基本讲清楚了。要说难，要说曲折，要说障碍，主要还是在我们的内部，在我们的中医队伍中，在我们每一个人的头脑里。要说振兴中医的关键，就在于重整我们的文化雄风、坚定我们的文化自信。

第三节	中西医之争的要害是文化之争

　　我想先讲几个亲身经历的，关于"癌"的小故事。

　　第一个故事。

　　20世纪70年代初，我刚从偏远农村调到贵阳市郊当时还算不错的一家医院的中医科工作。我的一位好朋友突然说被一家省级医院诊断出患了胃癌。他是位小官员，应酬是多了点，但平常并无不适，是一次酒后呕吐住院查出的。没查出还好，一查出，不到一个月，一下就狂瘦了十多斤！他夫人有些不信，说他们在上海有亲戚，何不到上海再看看，进一步明确诊断。他征求我的意见，我支持。结果到上海华山医院一看，说不是胃癌，只是一个食道憩室，是先天的。暂不用手术，回家休养，注意饮食就行了。他原来是部队一名篮球运动员，回到贵阳，戒除了烟酒，还打起了篮球。一个来月，那十多斤又长回来了。

　　第二个故事。

　　1989年，我到深圳找工作，遇到一位贵阳老乡，宫颈癌，盆腔广泛转移，象征性地做了手术，手术医生说，最多只能活半年。一家人请我喝早茶。那是我第一次喝广东人的"早茶"。哇，广东人太厉害，喝茶，而且是喝早茶，喝出这么多名堂！大为兴奋，情绪特好。我为她察舌诊脉后，对"最多只能活半年"的判断表示怀疑，笑着说：不至于吧，我们一起来挑战挑战！于是，向服务员要了一张开单纸，开了个处方。告之照方抓药，每周5剂，1天1剂，每周服药5天，休息2天，连服半年，并告之煎药和服药的方法。半年后，我到深圳来报到上班，她们一家又把我接了去。这回不是喝茶，是吃饭了，而且桌上有我非常喜欢而当时在内地还不易吃上的鱼和虾，还有其他叫不出名字的海鲜。他们兴奋地告诉我，回到手术医院复查，主刀医生大为不解，怎么整个盆腔如此光洁，癌细胞都不见了？主刀医生是他们家亲戚。一家人都说，陈博士真神。我连说：碰运气，碰运气！说实话，我当然也很高兴，平常不喝酒的我，那天还喝了些酒。但还是怕他们又介绍些癌症患者来找我，我"重复"不了，变成了"吹牛"，而且是"中医吹牛"，这就不仅是我个人的声誉问题了。所以我连说"碰运气，碰运气"。这个"碰运气"，说实在话，还真不是客气话，也不是故作谦虚之词，而是对于疾病和医学的现实的了解和敬畏。古人说"行船跑马三分险"啊！30 年过去了，此人还活着。从中，可以总结一些经验和教训，也可以由此引申而深入思考一些问题，但是，以此例来炫耀，甚至做一些带有结论性的推断，显然是愚蠢的。

第三个故事。

1992 年前后，我在深圳市人民医院特诊科出专家门诊。一位 30 多岁的妇女乳腺癌术后转移，医生说只能活 3 个月。我详细询问病情并诊脉察舌后，含笑对她说，我们共同努力，先超出一倍，活 6 个月给他（指那位医生）看看，好吗？但你要听我的话，要认真熬药服药，而且要笑着熬，笑着喝，我的药不苦。她也笑了。半年、1 年、3 年过去了，我调到宝安工作后，她仍然来找我，我常在两个会议中间抽空为她看病。二十八九年过去了，她仍然活着。

第四个故事。

我学医从医几十年来，这样的故事很多。最近还遇到一个患者，一个 30 岁刚出头的女孩子。是她的上司、我的一个学生物化学的朋友介绍来的。最初不是来找我看病，而是知道我在深圳市卫生局工作过，来找我帮忙找关系的。找什么关系？找关系早些安排检查。怎么回事呢？患者流鼻血，流了 3 个多月，断断续续，几乎没有停止过。两家医院都"基本诊断"为"鼻咽癌"，但需要一种仪器检查后才能"最后确认"。但此种仪器非常热门，一时排不上队，要数月以后才能轮上。我的天！不要说已"基本确诊"，就是"没有基本确诊"，憋，也要憋出病来，急，也要急出病来。这就是"憋"出来，"急"出来，"吓"出来的癌啊！我见到患者，已是骨瘦如柴，面色萎黄，双目无神。但我仍然笑着对她说：未必，未必，既然只是"基本确诊"，就不是最后诊断嘛，不怕，不怕！我先介绍一位身经百战的耳鼻喉科专家给你看看再说。于是，我把我的师弟，刚退休的深圳市第一人民医院副院长、著名耳鼻喉科专家刘明博士介绍给她。刘明博士一看，马上否定了"基本确诊"之说，恳切地说，不是鼻咽癌，可找中医调理，半年后复查。患者顿然释怀，面带着笑容来找我。我为其诊脉察舌，认为是"肝郁蕴毒，风邪袭肺"，服药数剂，鼻血即止，判若两人。

还要多说两句，刘明博士虽说是西医博士、耳鼻喉科专家，但在上南京医科大学前，就曾在泰州中医院做过 3 年的中医学徒，而且其外祖父是大名鼎鼎的章次公先生。章次公是中医孟河学派大家丁甘仁先生的学生，又是国医大师朱良春先生的老师。次公先生曾为毛泽东主席看病，毛主席还曾两次邀他彻夜长谈。毛主席称他为"难得之高士也"。刘明博士深受次公先生影响，是有家学渊源的。

这几个小小的、我亲身经历的故事，也引起了我进一步的思考。我思考的内容，并不完全是中医和西医之长短，也涉及一些更广泛更具体的问题。

早在 1913 年，年仅 20 岁的毛泽东曾在《讲堂录》笔记中对于中西医的长短就一语中的地指出："医道中西各有所长，中言气脉，西言实验。然言气脉者理大微妙，常人难识，故常失之虚；言实验者专求质而气则离矣，故常失其本。则二者又各有所偏矣。"这是青年毛泽东在学习《西师意〈实学指针〉序》之后所写得一段笔记。100 多年后的今天，我们不能不叹服我们的伟人毛泽东超人的领悟力，及其高屋建瓴的站位和胸怀。毛主席在这里不仅表现出坚定的文化自信，同时，在他的身上，也体现出中华民族一贯的、虚怀若谷的学习态度。

西方医学是与西方文艺复兴相伴而生而长的，是伴随着西方文明、科学技术的进步而壮大的。当然，也是凭借着西方帝国主义的军事、经济实力而走向世界的。这就决定了它的两面性：一方面，它代表着人类的文明与进步；另一方面，就如它所赖以生存发展的母体一样，若不进行自我调整和修复，就必然走向自己的反面。

西医的先进、西医对人类的贡献是不容置疑的。前面我们已经说过，青霉素的发现、其制剂的发明，挽救了数百万人的生命，让人类的平均寿命提高了至少30年。再说，输氧输血、心肺复苏等各种抢救技术，也不知让多少重病重伤者从死神手中重返人间。西医产科学的进步，闯开了阎王所设的鬼门关，大大降低了妇婴死亡率。一把手术刀也的确解除了许多传统医学难以解除的人间苦难……于是，它发展，它壮大，它走向世界，并逐步成为世界性的主流医学。

说到中医，虽然一百多年来一直被指责为迷信、玄学、"不科学"，甚至数度几近被废止、被消灭，直到现在，还在被一些人蔑视和贬斥；但她却又一直在顽强地生存、生长着。只要你认真学习中医，从事中医临床工作10年以上，都有这个经历和经验，都会积累下不少这样的病例，就是西医认为治不好，甚至判了死刑的人被你治好了，活了5年、10年、20年，甚至更长时间。西医却用各种办法否定你，诸如，"诊断不明确、不准确""病历不完善""统计不规范""无代表性""不可重复"，等等。否定你的这些西医，许多是你的同学、朋友，甚至是亲人。对你这个人，他们并不敌对，他们是从骨子里不信任中医，瞧不起中医，因为他们是西医，从骨子里就认为他高你一等。"我都治不好的，你怎么可能治得好？"

承认也好，否定也罢。瞧得起也好，瞧不起也罢。病毕竟是治好了，人也毕竟是实实在在地活下来了。

"你来说说，是怎么治好的，是如何活下来的呢？""你能不能再重复一例、十例、一百例给我看看呢？""你要按照我们的要求和我们的标准来重复。""不能乱说，要按照'标准'说。"

但是，客观的事实是：西医治好了许多人，但并没有治好所有的人；中医还是治活了很多人，但同样也并没有治好所有的人。西医，即使没有治好所有的人，好像也能把原因说得明明白白；中医，即使治好了很多人，也"说不清""道不白"。

于是，就成了老百姓所说的"西医，是让你明明白白地死""中医，是让你糊里糊涂地活"。

是明明白白地死好，还是糊涂地活好？

死，当然不好。所谓"明白"，又真的都明白吗？其实，大多数情况还是不明不白，即使所谓明白，也是表面明白，实际上还是不明白。活，当然好，但也是与死相对而言。能够活得明明白白不是更好吗？为什么要糊里糊涂地活呢？

明明白白科学地死，我们并不心甘情愿；糊里糊涂混沌地活，我们也深感遗憾。

我们的医学，还需要不断发展、不断前进。

我们必须看到这样一个现实。

1840 年以来，中西医之争从来就不是中医主动挑起的，中医不仅没有这个能力去挑起争论，更重要的是，中医根本没有这个思想和习惯去挑起争论。但是，如果别人要全面地否定你，你能不争吗？你所争的，只不过是一种生存权而已。

我们的祖先早就为我们定下了一条规矩，正如《道德经》所说，"天之道，利而不害""圣人之道，为而不争"。

这就是我们的基本原则。

既然中医和西医是以两种不同的文化作为背景，是两种各具特色的医学系统，那么，他们之间的争执、争论，也就是必然的、是不可避免的。

与此同时，我们也必须看到：中医和西医能够并存在中国的大地上，而且是以现在这种方式和形态并存在中国的大地上，自然就有它的客观背景，就有它的客观需求；否则，是不可能并存的。

因此，我们就要直面这个"争"的客观存在。

既不要回避这个"争"，也要正确地对待这个"争"。

我们就要以"和为贵"的原则，"和而不同"，承认对方的存在，平等相待，尊重对方，向对方学习，取长补短。我们就不仅要"和"，而且要"合"，共同合作，为了一个共同目标而共同合作。这个目标，就是中国人民的健康，就是世界人民的健康，就是为人类的健康做出贡献。为了达到这个目标而合作。"和""合"，才能大吉。

这个"争"，不是争个你高我低，更不是相互攻讦、相互贬低、相互打压，而是要相互交流、相互了解、相互尊重、相互学习，取长补短、共同进步。这个"争"，是为了让我们更加深入地认识客观世界，辨明真相、寻求真理，追求在医学、在人类健康领域的认知上更加进步和完善；是为了共同向人类奉献最优化的大健康方案，是为了给大众提供更加合理、更加务实、更加有效的疾病预防和治疗手段，从而造福全人类。

说得再直接、再简洁一点，这个"争"的目的，实际上是为了"和"；而且，是要在"和"的基础上"合"。和而不同、合作进步、和合大吉。我们要把无聊的争执，变成有意义的相互学习和共同探讨。我们不希望再听到这样的声音：西医是让你明明白白地死，中医是让你糊里糊涂地活。我们的理想是：中西医相互尊重、相互学习，共同创造造福于全中国、全人类的全新的医学。

第四节 | 坚定文化自信，做一个顶天立地的中医人

　　大家还记得，前两年在北京作了一个"为什么当代人类不能缺少中医"的专题演讲的那位德国人吗？这位德国科学家，现在已经年近九旬，叫曼福瑞德·波克特。

　　我们在前面已以一种十分崇敬的心情提到了他。这里，再一次向大家推介这位值得尊敬的人。

　　曼福瑞德·波克特是一位与李约瑟齐名的汉学家，一位著名的中医学家和有丰富的中医临床经验的中医师。他的名片上印着"德国慕尼黑大学　汉学、中医理论基础教授""中国中医科学院　国际中医规范辞典执行主编"，他精通德文、法文、英文、拉丁文和俄文，中国话也讲得很好。数十年来，他在世界各地举办学习班，举行报告会、学术交流会，矢志不渝地宣讲和传播中医。为了中医的振兴和发展，1979年以来，他先后多次到过中国。他对中医有深深的爱，但同时，也对中医的现状有深深的忧虑。

　　他说："中医是一门成熟的科学，是一种内容最丰富、最有条理、最有效的医学科学。"

　　他说："从长远看，中医应该比西医有更广阔的前景。因此，当代人类不能缺少中医，中医药不仅是中国的骄傲，也是全人类的共同财富……但是，从当前看，情况不容乐观。"

　　他接着说："居然也有许多中国的中医们对中医的科学性表示怀疑。

中医院的病历90%是用西医诊断学和病理学的术语写的。"

他还说："专门研究中医的机构少、经费少，更危险的是研究方法的偏谬。能用传统的中医学理论和方法来诊病和开方的，一种说法是不到一万人，而且这些人年事已高。种种迹象表明，中医正在不断地走下坡路，走向衰落。"

他还说："这不但对中国人民是不负责任的，而且对世界人民也是不负责任的。"

他更加一针见血地指出："中国人应该克服文化自卑感，理直气壮地弘扬自己的优秀的传统文化，大力宣传和发展中医、中药学，要在世界范围内为中医、中药正名。"

一个外国人，一个外国的医学家、科学家对中医有这样深刻的认识，有这样深深的热爱，有这样深深的忧虑，有这样深刻的见解；我们生活在中国本土，靠着中医吃饭，靠着中医安身立命的人，能不感到汗颜吗？

为什么我们许多中医人也会缺乏文化自信呢？

这个问题，我们在前面几节，甚至在我们所讲过的每一个章节，都直接或间接地涉及了。这里我们还要强调的是，缺乏文化自信，与认知层面的"错位"有关。是"次要"和"重要"的错位，是"现象"和"本质"的错位。

我们知道，人类的认知，起码是分成两个层面的。用我们传统文化的术语说，就是"道"和"术"两个层面。

"道"，是指思想、哲学、理论、科学；"术"，是指具体的技术和操作方法，最多再上升为一般的法则。

显然，这两个层次，是有"次要"和"重要"之分，是有"现象"和"本质"之分的。我们前面提到的那位德国科学家波克特对这个问题看得很清楚。他说："西医在应用技术上是先进的，但技术不等于科学，科学和技术是两个层面的东西。"

固然，技术离不开科学，科学也离不开技术。我借用一句话——"文以载道"。也可以说，"术以载道"。就医学来说，可以说是"医以载道"。科学和文化是要靠具体的技术来体现的，医学的理论也要靠具体的医学应用技术来体现。但是，其根本，还是理论、思想和科学。

由于认知的错位，我们恰恰把主次颠倒了，把现象和本质颠倒了。

大家还记得，我们在"肆"的第四节，所讲到的一个"牝牡骊黄"的寓言故事吗？它所揭示的，就是"现象"和"本质"的关系。

近代，由于我们国力的衰微，西医凭借现代的科学技术，在应用技术上取得重大的进步。现代物理学、现代化学、现代生物学一起把西医武装起来了。所以，西医在"术"上、在具体的应用技术上取得了重大的进步，而中医恰恰在这个时候、在这个方面远远落后了。但是，中医在文化和指导思想上，并没有断裂，更没有消亡。

"道"，是比较抽象、比较"玄"的，是看不见摸不着的，是比较难以理解和接受的。而"术"，恰恰相反，是比较具体的，是看得见摸得着的，是容易理解和接受的。

冠状动脉狭窄，放个支架进去就把它撑起来了，这是看得见、摸得着的；小孩发烧，一针抗生素下去就退烧了，这也是看得见、摸得着的；阑尾化脓，一刀下去切除掉，问题就解决了，这也是看得见、摸得着的。中医在这个方面，与西医相比，还存在一定的差距。老百姓很讲现实，不管中国老百姓，还是欧洲老百姓，还是美国老百姓，都是很讲现实的，看得见、摸得着的东西，当然就容易接受。这种思想方法，这种认知上的错位，也影响到了我们的许多中医。于是，我们的自信心就受到了影响，我们身体的"钙"就不断流失，我们的腰就弯下去了，我们的脚就站不稳了，我们的身体也就直不起来了。

其实，就是在"术"的方面，西医也往往在走向极端、走向自己的反面。抗生素的滥用是个例子，不该开的刀滥开也是一个例子，过度的检查和治疗同样是例子。

其实，中医就是在"术"的方面，也不都是落后的，也有许多需要发掘和提高的东西。

我们伟大的中华文明，历经五千年的风风雨雨，罹难弥坚，历久弥新，是世界上唯一没有断裂、更没有消亡的文明体系。中华文明以她最辉煌优秀的基因，以她最笃实深沉的内涵，以她最包容博大的胸襟，以她最普济仁爱的情怀，以她最奋进创新的精神，展现出中华民族强大的生命力。

毛泽东领导我们站起来，邓小平领导我们富起来，习近平领导我们强起来，更是把马克思主义的科学文化基因、把中国革命实践的红色基因和我们传统的文化基因结合起来、融为一体。伟大的革命实践所造就的中国奇迹、中国精神、中国气派、中国特色，更是从理论上、道路上、制度上增强、坚定了我们的文化自信。

中医药学正是中华文化的重要组成部分。

欲人不疑，必先自信。

中医的问题与其说是在外部，不如说是在内部。我们缺乏自信，缺乏文化自信，缺乏对中医科学的自信，缺乏对中医疗效的自信，缺乏对中医事业的自信，缺乏对中医事业的忠诚和坚定，这才是问题所在。

正如王阳明所说，"破山中之贼易，破心中之贼难"。中医要站立起来，就要从"破心中之贼"开始。不破不立。破，就是祛邪；破，就是扶正；破，就是"补钙"；破，就是增强和坚定文化自信。

中医的问题千条万条，最根本的一条就是缺乏文化自信。缺乏文化自信，就会吃着中医的饭，却抵毁中医；就会享受着中医的政策，却在人前人后贬低中医，以取媚他人；缺乏文化自信，就会"缺钙"，就会患"软骨病"，就会在人前说话总弯着腰、直不起身来。这是最可怕的。

振兴中医的道路千难万难，只要抓住一条就不难。就是听习近平总书记的话——"传承精华，守正创新"。用习近平新时代中国特色社会主义思想武装起来，坚定文化自信，做一个顶天立地的中国人，做一个顶天立地的中医人。中医就会振兴，中医的道路就会开拓起来，就会越走越宽，就会越走越光明。

只要"不忘初心、慎终如始"，这条路我们就一定能走出来。

自信并不等于自负。

中医要真正地站立起来，还必须以一种开放、包容的态度向西医学习，向西方文化学习，向一切进步的、优秀的人类文明成果学习，用以充实自己、武装自己、发展自己、壮大自己。要遵循习近平总书记的指示，坚持相互尊重、平等相待，坚持美人之美、美美与共，坚持开放包容、互学互鉴，坚持与时俱进、创新发展。

习近平总书记在亚洲文明对话大会开幕式上的主旨演讲提到："自古以来，中华文明在继承创新中不断发展，在应时处变中不断升华，积淀着中华民族最深沉的精神追求，是中华民族生生不息、发展壮大的丰厚滋养。"

"文化因多样而交流，因交流而互鉴，因互鉴而发展。"

"今日之中国，不仅是中国之中国，而且是亚洲之中国、世界之中国、未来之中国。未来之中国必将以更加开放的姿态拥抱世界，以更有活力的文明成就贡献世界。"

作为一个中医人，作为一个新时代的中医人，我们倍感骄傲和自豪，我们也倍感任重而道远。《易经·卦辞》曰："天行健，君子以自强不息。""地势坤，君子以厚德载物。"中医人，顶天立地的中医人，新时代的中医人，就应该是这样的人。

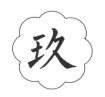

仰望星空，
无尽遐想

　　习近平总书记出席亚洲文明对话大会开幕式时指出："文明只有姹紫嫣红之别，但绝无高低优劣之分。""文明永续发展，既需要薪火相传、代代守护，更需要顺时应势、推陈出新。"

　　习近平总书记对于文明高屋建瓴而又深刻笃实的论述，实际上也为中医学的前进、为中医药学的创新和发展指明了方向和道路。

无处不在的"大数据"到底是什么？

星星还是那个星星，月亮还是那个月亮，西方的月亮从来就没有比东方的圆，外国的星星也从来没有比中国的亮。拨开迷雾，仰望星空，浩浩天宇，我们同住在一个地球上，我们共享着一个天宇，人类是一个命运的共同体。

不管是中医还是西医，不管是西方文化还是中国文化，我们都要相互尊重、相互学习、互学互鉴、共同发展。

我们的相互学习，不仅是在"器"的层面，或者说在"术"的层面，也要在"道"的层面来互学互鉴、共同发展。

下面，我们以中医学和大数据为例，来谈谈这个问题。我们要让中医学插上现代科技的翅膀，要让中西文化互学互鉴、共同发展；我们要让我们的眼睛、我们的心灵，仰望星空，展开无尽遐想。

我们就从大数据开始吧。

"大数据"是什么？是天眼？是基因排序？是高铁，是无人机，还是无人驾驶汽车？是，又都不是，起码不完全是。

那么，已经开始无处不在，无孔不入的"大数据"，到底是什么呢？

第一，"大数据"是一个概念。

这是一个由最先经历信息爆炸的学科，比如天文学和基因组学这样的学科所创造出来的概念。这是一个由信息总量的急剧变化而导致信息形态的变化，也就是一种量变到质变所创造出来的概念。这个概念的创造是人类社会文明发展的需要，也是人类社会文明发展的必然。

第二，大数据是一个不确定的概念，是一个相对的不断变化发展着的概念。

人类科学知识的积累，可以看成是信息的积累，也可以看成是数字的搜集、处理与积累。此积累呈现这样一种趋势：19世纪每50年增加一倍，20世纪60年代每10年增加一倍，70年代则每5年增加一倍，而80年代则变为每3年增加一倍。进入21世纪，增长的速度更是大大加快。2003年，人类第一次破译人体基因密码的时候，10年才完成30亿对碱基的排序。现在华大基因在15分钟内即可完成一个高精度的个人全基因组测序程序。最初，大数据的提出是因为需要处理的信息量过大，已经大大超出了一般电脑的处理能力。人们必须改进工具，创新处理技术，直到"云计算"技术的诞生和发展。大数据的"大"也就随着数据处理技术的创新发展而创新发展。2000年，美国天眼在几周内搜集到的数据，已经比人类天文学有史以来的总数据还多。2016年，中国天眼的建成，将射电望远镜的灵敏度和综合性又提升了近10倍。

第三，大数据是一种应用技术。

大数据作为一种工具，作为一种应用技术，已经渗透深入到人类的各个领域。从空天到天空，从陆地到海洋，从科研到教育，从出行到居住，从物候到环境，从饮食到穿戴，从通信到导航，从学习到娱乐，从文学艺术到体育健身，可以说，没有大数据不到之处，没有大数据不操控的领域。大数据的渗透深入，介入融入，大大提高了这些领域的效率，从本质上改变了它们。

第四，大数据是一种思维方式，是一种世界观。

大数据本身就是一场革命，而革命的核心并不仅仅在于分析数据的机器和技术，而是在于我们对待数据的态度和如何运用数据。所以，大数据的重要的价值，更在于它是一种新的思维方式，是一种世界观。正如《大数据时代——生活、工作与思维的大变革》（以下简称《大数据时代》）一书的作者维克托·麦尔-舍恩伯格（Viktor Mayer-Schonberger）和肯尼斯·库克耶（Kenneth Cukier）所言："将世界看作信息，看作可以理解的数据的海洋，为我们提供了一个从未有过的审视现实的视角。它是一种可以渗透到所有生活领域的世界观。"它的真实价值就像漂浮在海洋中的冰山，第一眼只能看到冰山的一角，而绝大部分都隐藏在表面之下。

那么，大数据思维方式的主要内容和特点是什么呢？

这种思维方式可以说是别具一格。概括起来，它起码应该包含以下几个方面的内容。

首先，世界的本质就是运动和变化着的数据和信息。

《大数据时代》的作者认为，通过数据化，通过对数据的尽量全面的采集和计算，我们就能认知有形物质和无形物质的存在。诸君请注意，是"有形物质"和"无形物质"！他们还援引物理学家们整整一个多世纪以来的一贯认识——"并非原子，而是信息，才是一切的本源"。这实际上是人类对物质世界认识的进一步深化，即物质世界不仅是有形的，也是无形的，但"无形"并不是不可知的。有形和无形，都是物质存在的形态。当然，这种存在本身就是运动着的，是不断增长和变化着的。流动着的不断变化着的数据信息，构成了我们的世界。

其次，对物质更完整更宏观的把握比局部的精确更为重要。

"大数据"认为，我们应该从更大更全面的角度来理解事物。《大数据时代》的作者说："快速获得一个大概的轮廓和发展脉络，就要比严格的精确性重要得多。"还说："只要我们能够得到一个事物更完整的概念，我们就能接受模糊和不确定的存在。"甚至还举例说："就像印象派的画风一样，近看画中的每一笔都感觉是混乱的，但退后一步你就会发现这是一幅伟大的作品，因为你退后一步的时候就能看出画作的整体思路了。"他还批评那种沉醉于狭隘的"小数据"中对"精确性"的追求，那种所谓"丁是丁，卯是卯"的思维方式，认为这样就算抓住"细节中的细节"，但却依然会失去事物之全貌。

在自然或社会领域，纷繁复杂，甚至是混杂、混乱，才是真相；而整齐划一，就必然是人为的规整和统一，带来的是空洞的虚假。以一把

"精确而科学"的戒尺规范出来的世界，就必然失去了丰富和真实，摆在我们面前的就是一幅规规矩矩的苍白贫乏的惨相。

在科学研究上，还有一些"预设场域"的成规。这往往是某些自认为掌握了科学的专家的愚蠢之作。这种预设场域当然显示的是数据的整齐排列，是一个统一化的规范的世界。其实，这本身就是脱离现实，违背科学的做法。清楚的分类必然被杂乱而灵活的机制取代，因为只有这种机制才能适应不断发展和改变着的世界。只有接受不精确性，才能打开未知世界之窗。大数据是"用概率说话"，而小数据才是"板着确凿无疑"的面目。

大数据不再对一个现象刨根问底，而是要掌握发展的大方向。并不是完全放弃精确，而是不再沉迷。事实上，适当忽略微观层面上的精确度会让我们在客观层面上获得更强的洞察力。

再次，抽样分析的统计学方法，在大数据背景下，如同高铁时代骑马前行。

现代统计学的方法，是建立在用尽可能少的数据来证实尽可能大的发现的目的之基础上的。这就是抽样分析的方法。在大数据背景下，这种方法将逐步成为一种历史。他是在人类没有能力搜集和处理尽可能大的"全部数据"情况下的一种无奈选择，本身从一诞生就存在许多先天的缺陷。这种方法成功的前提，在于抽样的"绝对随机性"，而这往往是一种天方夜谭。一旦抽样过程存在任何偏见和偏差，分析结果就会相去甚远，甚至完全失去意义。

在数据处理技术已经发生天翻地覆变化的今天，我们的思维方式必须跟上这种改变。我们不能在汽车、高铁时代还以马匹为交通工具，悠然自得地驾着马车前行。

最后，最大限度地从对因果关系的追求中解放出来，转而将注意力放在相关关系的发现和运用上。

人类对世界的认识，无论在任何一个阶段都是有限的。要说"无限"，那就是无限的深化、广泛化，无限的变化和发展。所以，大数据说，在现阶段，我们知道"是什么"就够了，没必要知道"为什么"。其实，确切地说，不是"没必要"，而是在现阶段要知道"为什么"必须付出沉重的代价，而且，即使付出了，也不一定能知道"为什么"。于是，明智地选择了放弃。人类学家克利福德·吉尔兹（Clifford Geerz）在他的《文化的解释》中说："努力在可以应用、可以拓展的地方，应用它、拓展它；在不能应用、不能拓展的地方，就停下来。"这就是一种面对现实，"有所为，有所不为"的务实的态度。

相关关系的核心是量化两个数据值之间的数理关系。相关关系强是指当一个数据值增加时，另一个数据值也会随之变化，而相关关系弱就意味着两个数据值之间没有明显的影响。相关关系可以帮助我们捕捉现在和预测未来。建立在相关关系分析法基础上的预测是大数据的核心。

数据化意味着我们要从太阳底下（其实还不只是太阳底下）的一切事物中汲取信息，甚至包括我们以前认为根本"不靠谱""不搭边"的事物。

大数据开启了一场空前的寻宝游戏，而人们对于数据的基本态度，对于由因果关系向相关关系转化而释放出来的潜在价值的态度，正是这场游戏胜负的主宰。

正在学习和探秘中医学的诸君，大数据，特别是大数据的思维方式，给了我们一种什么样的启迪呢？

不管是正在学习和探秘中医学，还是正在学习和探秘西医学的诸君；不管是正在学习和探秘自然科学，还是正在学习和探秘社会科学的诸君；不管是正在学习和探秘人体这个小宇宙，还是正在学习和探秘天地自然和人类社会这个大宇宙的诸君：大数据，特别是大数据的思维方式，又给了我们一种什么样的启迪呢？

中医学与大数据的一场超越时空的对话

　　为了加深对大数据，尤其是加深对中医与大数据之间关系的认识，我们设计了一场超越时空的情景对话。

　　说是千年等一回，其实是可遇而不可求；说是偶然，其实是必然——中医学与大数据碰在一起了。一个是童颜鹤发，一个是血气方刚，一老一少，展开了一场超越时空的对话。

　　老：小伙子，遇到你真高兴，看到你如此年轻，朝气蓬勃，就像喷薄而出的朝阳，我好像也浑身增添了力量，好像年轻了许多。

　　少：哇，我都不知道怎么称呼您好，我不愿称呼您为"老先生""老人家"，因为您一点儿也不老，虽然我才几十岁，而您已经几千岁。您把我比作朝阳，我就称呼您为"明月"吧。我看见您，就好像一下子减去了从头到脚的浮躁，好像智慧、成熟了许多。

　　老：我很高兴，就叫我明月吧，我也不叫你小伙子了，就称你为"朝阳"。好吗？

　　少：一个字"好！"两个字"很好！"三个字"非常好！"

　　老：哈哈，看来我们很有缘。

　　少：中国人说"君子之交淡如水"。我们就泡上一壶茶，一起来聊聊吧。

　　老：好。一个朝阳，一个明月，希望能聊出点名堂，碰出点火花来，也算是个"日月同辉"。

　　少：肯定会。我年轻，我先来请教您几个问题吧。

老：朝阳，别说"请教"，有问题就问吧。

少：明月，那我就从眼前问起吧。为什么您已经几千岁了，还这样仙风道骨，可以说是身如青松，声如洪钟，行如清风。而干您这行，也可以说是您队伍里的一些人，也不过与我上下年纪，四五十岁，或者还更年轻，就已经未老先衰了呢？

老：问得好。我不老不衰是正常的，因为我姓中名医。中国传统文化是生我养我的父母，医学和医生是我的专业和职业。中国传统文化历久弥新，我的父母都越来越年轻，我怎么会老，怎么会衰呢？以医学为专业，以医生为职业的人，就应该有一种职业责任感，特别是中医。人家会问：你们中医不是强调"治未病"，不是说养生很有一套吗？所以我只能说那些年纪轻轻就已经病病歪歪、未老先衰的人，实际上是"身在曹营心在汉"，他的心还没有进入中医，血还没有融入中医，其中也不乏一些"伪中医"。

少：说得对。我也遇到过许多挂着您的招牌，靠着您吃饭，却根本不信任您，甚至公开骂您，变着法儿贬低您的人，他们应该就是您说的"伪中医"吧。

老：这是典型的伪中医，还有些不那么典型，或者说不那么张狂，但从本质上说也不是真正的中医，也是一种伪中医。他们羡慕和追求西医的"辉煌"，现代化的建筑、现代化的设备、"现代化"的语言。他们中间许多人也可能学了几年、十几年，甚至几十年中医，但他们的头脑中却从来没有中医的位置，他们对中国传统文化，对中医的学术理论，对中医的医学技术，没有自信，有的只是自卑。他们想"洋"，又洋不上去；想"土"，又放不下身架，当然，从根本上还是不想"土"。结果弄得不土不洋、不中不西。这种人实际上已不能用中医理论和中医技术看病，应该说也是一种"伪中医"。至于一些披着中医外衣，装神弄鬼骗人钱财、害人性命者，更是一种鬼魅，应在天人共同惩治之列。"有诸内必形诸外"，这些志趣不高、情商低下的人，怎么配为医，怎么配为中医？又怎么可能不未老先衰？

少：明月，您说得太好了！我知道您格调很高，怎么会如此看重我这样一个"青年"？

老：我还是用两句中国老话来说吧。一句是"闻道有先后，术业有专攻"。另一句是"人以群分、物以类聚"。中国人认为，在"道"，在真理面前，是不分长幼的。同时也认为，人与人的缘分是有深刻的内在因素的，偶然之中定有必然。

少：我明白了。您能具体谈谈对我，也就是对大数据的看法吗？

老：当然可以。谈得未必全面，未必正确，供你参考。首先，我认为，大数据已不仅仅是一门实用技术，而是方兴未艾的一门学科，一种新兴的科学。

少：谢谢！

老：其实，学科与学科之间，科学与科学之间的沟通并非一件易事，特别是文化背景不同的科学之间，如同西医学与中医学。我们之间能够沟通，说明东西方文化已经有了一种趋同的趋势。

大数据作为一种新兴的科学，就必然正在形成自己的思维方式。我认为，这正是科学和应用技术的重要区别。

少：谢谢您，这正是我们正在努力做的了。您能说得更具体一些吗？

老：可以。第一，大数据把物质世界上升为不断增长、发展、流动、变化着的数据信息，并认为以此可以解释有形的和无形的物质世界。我们是非常赞同这个观点的。第二，大数据更加重视对物质世界的整体性、宏观性的认识，哪怕它混沌一些、模糊一些、杂乱一些也没关系。这与我的观点不谋而合，这正是中医的基本观点。第三，大数据更重视事物之间的相关关系，而淡化对因果关系的追求。这正是中医的特色。中医的阴阳五行学说讲的就是相关关系。有了这三个基本观点，大数据就不仅是一种渗透到我们生活的各个领域的应用技术，而已经是一门学科，一种新兴的科学了。大数据已经正在形成有别于近几百年，特别是近一百年来的西方世界的思维方式和世界观了。

少：那您是不是说西方正在走向东方？

老：是这样。这印证了1988年年初，75位诺贝尔奖获得者在巴黎聚会时，在会议的新闻发布会上，1970年诺贝尔物理学奖得主瑞典的汉内斯·阿尔文博士的一句话：人类要生存下去，就必须回到25个世纪以前，去汲取孔子的智慧。

少：中医的疗效是毋庸置疑的。西方世界正在逐步接受中医，这种接受就是从疗效开始的。但对于中医学的理论特色还缺乏了解，您能不能做一个简单的介绍？

老：这也是我的一项重要工作。

中医学是在中国古代特定的历史条件下形成的，是以人体疾病的预防和治疗为本体，融天地生、数理化，乃至文史哲等各种自然科学和社会科学为一体的一门交叉科学。

我所研究的是以人为本体的多种事物群和现象群。五运六气、阴阳五行、五脏六腑、四诊八纲、辨证论治等学说，虽然研究的主体都是人，但总是将人放入其赖以生存的环境中来研究：日月星辰、风雨雾露、东西南北、山川湖海、五禽五谷、五菜五果、五色五味、五音五化，尽在其中。我不仅研究人的自然属性，还注意研究人的社会属性；不仅考察人本身及其生活的物质系统，还注意考察人的精神系统；我不把人看成一个仅仅是皮囊的身体，而是看成灵、心、身三位一体的有机结合体。

中医学还特别重视事物的动态研究。《黄帝内经》中有一段极富哲理的论述："岐伯曰：成败倚伏生乎动，动而不已，则变作矣。帝曰：有期乎？岐伯曰：不生不化，静之期也。帝曰：不生化乎？岐伯曰：出入废则神机化灭，升降息则气立孤危。故非出入，则无以生长壮老已；非升降，则无以生长化收藏。是以升降出入，无器不有。"清楚地表明，事物的运动有相对的静止状态，即"不生不化"的"静止期"；但"升降出入"的运动状态，才是事物的常态。否则，"生长化收藏"和"生长壮老已"也就停止了，生命也就终结了。而且，这种"升降出入"的运动状态是"无器不有"的，"有"在于大则宇宙天地，小则人身自我，一切事物之中。中医学还注意到事物变化过程中的量变与质变的不同和它们之间的关系，即可谓"物生从于化，物极由乎变"。基于这样的认识，中医无论是对基础理论的阐述，还是临床辨证论治，处方用药，无不是将研究对象置于整体之中、动态之中来考察的。

中医重视的是整体性、横向性、多维性、多质性、动态性的研究。

从研究方法上看，中医学的特点是观测和思辨的结合。靠观测搜集信息，靠思辨分析综合，推理判断。观测，是在由思辨形成的理论体系指导下进行的；思辨，又要依据观测所得到的信息来进行。观测和思辨二者密切结合，相互促进，推动中医学理论和实践不断向前。显然，要很好地运用这样一种研究方法，有两点就显得非常重要：一是经验，靠临床一点一滴地积累，甚至是几代人、若干代人不断积累，代代相传的经验；二是对中医学形成和赖以生存的中国传统文化的熟悉和理解。没有经验，当然包括直接的和间接的经验，观测就难以进行，或者效果不佳；没有对中医形成和生存的文化主体的熟悉和理解，就不可能很好地接受和运用五运六气、阴阳五行、四诊八纲、四色五味、升降浮沉等一整套思辨的方法和程序。这就是中医在传承上强调师带徒、强调打好传统文化功底的原因所在。中国，古代有"世医""儒医"之类的标榜性称谓，也是为了强调经验丰富和文化修养的高深。

少：说得太好了，我要为您点赞！您的语言简明扼要而又非常精确；您的表达率直朴实而又非常专业。我听了更加加深了对您、对中医，特别是对中医理论的了解。但我还是想追问一句：您对我，也就是对大数据重现事物的关联关系而淡化因果关系的观点，或者说思维方式作何评价？

老：朝阳，"重现"和"淡化"这两个词用得很好。重现，就不是视野中的唯一；"淡化"，就不等于完全放弃。其实，在这个问题上，我们的观点也是完全一致的。我刚才，介绍中医的理论特点时也谈到了这一点。中医不仅用整体的观点、运动的观点、物质的观点研究世界，也用关联的观点研究世界，阴阳五行不仅是一种世界观，也是一种方法论。

至于说因果关系，中医只是淡化了局部的短暂的因果关系，而对于更广阔、更全面、更长远的因果关系也是重视的。朝阳，我认为你也是如此，大数据可淡化的也是短暂的局部的因果关系。因为对关联关系的重视的结果，还是要引出因果关系来，只不过，那是顺理成章的，而不是一味追求的。由对因果关系的刻意追求而转向对关联关系的重现，正是大数据思维与小数据思维的重大区别。

少：明月，您真是"朗朗明月"，一语中的，把问题说得如此清晰透彻，我竖起两个大拇指为您点赞！我听了您对我的评价，听了您对自己的介绍后，认识进一步深化了。可以这样说，我们对世界的基本认识是一致的，我们有许多共同语言。只不过，您已几千岁，我才几十岁，您是老前辈，我要向您学习。啊，对不起，我对您用上一个"老"字。

老：哈哈，没关系，"老"和"少"都是相对的嘛，我毕竟还是几千岁了啊。我倒是希望你不要称我为"前辈"，几十年也好，几千年也好，在人类的发展史上，特别是在宇宙的发展史上，也就是一瞬间，我们最好以"兄弟"相称，或者就像刚才那样，直呼其名，我称你"朝阳"，你称我为"明月"就好，这样既平等，交流起来也更顺畅。

少：好，好。跟您一起聊天真开心，虽然与您刚刚认识，但就像是遇见了多年的朋友。

老：中国人是讲缘分的，我们之间的相遇、相知，就是缘分啊。你的诞生地在西方，你能这样真诚平等地与我交流，就是对我最大的支持。何况，一谈开，我们都已经发现，我们有着广阔的交流和合作空间。

少：明月，真诚、平等是与人交流的基本原则，也是做人的起码品质。这样做，其结果是利人利己。至于我们的交流和合作，前景肯定是非常光明的。

千年等一回，几千年的中医学与几十年的大数据碰在一起了，并进行了一场穿越时空的对话，他们之间的交流仅仅开了个头。

中西文化之间的相互学习、相互借鉴，中医和西医之间的相互学习、相互借鉴，任重而道远。

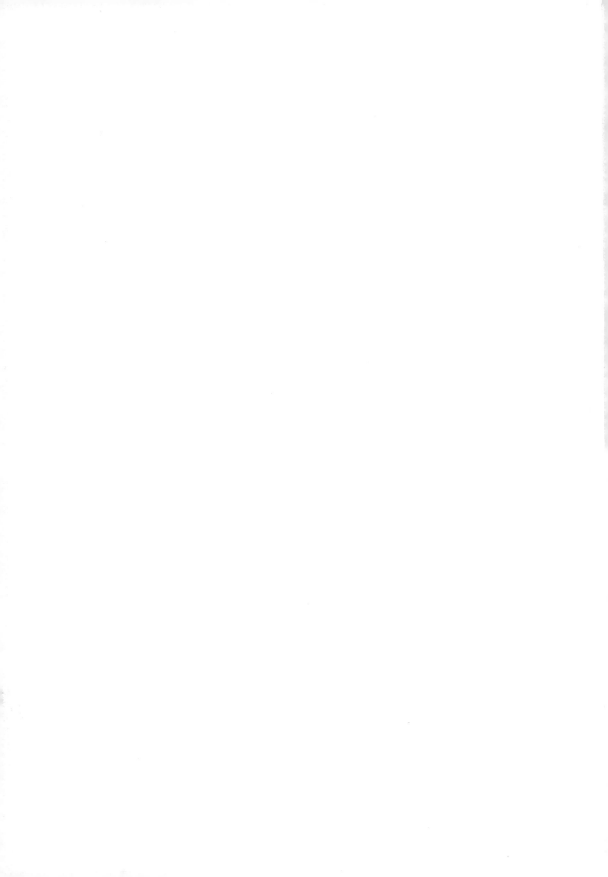